EUGÈNE CHOSSON

LICENCIÉ EN DROIT

LA
PROPRIÉTÉ LITTÉRAIRE

Sa Législation

EN FRANCE ET A L'ÉTRANGER

Son véritable Caractère

PRÉFACE

PAR

ÉMILE BERGERAT

PARIS

SEVIN, ÉDITEUR

8, BOULEVARD DES ITALIENS, 8

1895

EUGÈNE CHOSSON

LICENCIÉ EN DROIT

LA

PROPRIÉTÉ LITTÉRAIRE

Sa Législation

EN FRANCE ET A L'ÉTRANGER

Son véritable Caractère

PRÉFACE

PAR

EMILE BERGERAT

PARIS

SEVIN, ÉDITEUR

8 BOULEVARD DES ITALIENS, 8

1895

LA
PROPRIÉTÉ LITTÉRAIRE

PRÉFACE

————

J'ai la conviction que cette étude de M. Eugène Chosson sur la Propriété Littéraire aura chez les intéressés le retentissement qu'elle mérite. Elle vient à point pour décider d'une réforme législative que toute une classe de citoyens appelle à grands cris depuis cent ans, c'est-à-dire depuis cette Révolution Française qui la leur avait promise, et n'a pas eu le temps de tenir sa parole. Il n'est pas tolérable, en effet, que dans une société démocratique comme la nôtre, qui est à peu près parvenue à égaliser les salaires aux tâches, la production littéraire soit la seule qui ne nourrisse pas son travailleur, quand elle enrichit ses intermédiaires. Il est inique que cette production ne soit protégée par aucune jurisprudence spécifique et conforme à ses mœurs et usages propres. Il est honteux qu'une République créée par le « livre » ne reconnaisse pas aux livres le droit possessoire, commercial et héréditaire dont jouissent à leurs rangs dans le Code les moindres apports du labeur général à la communauté sociale. Il est monstrueux que, seul entre tous les contribuables, l'homme de lettres ne soit jamais le père, et tenu pour tel, de l'œuvre qu'il met au jour. Sic vos non vobis mellificatis apes. Abeilles, les frélons nous volent le miel de la ruche et ne nous en laissent même pas la cire.

Quant c'est l'un de nous qui proteste et se lamente, fut-ce un Lamartine ou un Victor Hugo, on lui crie qu'il est trop intéressé pour être bon juge, et l'on oppose à leurs revendications solidaires l'argument ad hominem *de leurs fortunes personnelles. C'est à peu près comme si on déclarait que les chiffonniers sont les plus heureux des mortels parce que l'un d'eux a gagné le gros lot. Il fallait donc qu'un légiste intervînt, étudiât juridiquement la cause, en reconstituât l'historique, compulsât les textes et y mît enfin les lunettes d'or de Cujas. Il était nécessaire que l'exaction fut démontrée par un mathématicien du Droit,* ex professo, *et dans le langage voulu par la Justice. Nous ne savions pas nous plaindre, comme il faut le savoir, en opposant les décrets les uns aux autres, en convainquant les articles de loi d'illogisme, d'abus et de vétusté. L'avocat d'affaires s'est trouvé doublé de l'avoué nécessaire, qui s'est chargé de cuire ce plat à Thémis, à la sauce requise, avec les épices d'usage. Il s'appelle M. Eugène Chosson, et je vous le présente, confrères. Celui-là ne perd pas le temps en ronds de plume, il va droit au fait, il est documenté à fond et à tréfonds, il sait les arrêts et* les cours et il possède sur le bout du doigt sa *Propriété Littéraire*. Lisez son ouvrage et surtout faites-le lire. S'il en résulte quelque chose de bon pour nous, je ne me cache pas de l'avoir un peu décidé à l'écrire, dans la mesure d'une amicale influence.

Ceux qui, par tant d'arguments casuistiques et illibéraux, nous chicanent encore, cent ans après la déclaration des Droits de l'Homme, les bénéfices normaux de l'œuvre littéraire, me paraissent commettre, volontairement ou non, une pétition de principes fallacieuse où les bonnes gens se prennent. Ils confondent le rôle de la Science avec celui de l'Art, lorsqu'en réalité ils sont à l'opposite. Le devoir de la Science est de répandre ses découvertes sans compter dans la masse, et en principe gratuitement, parce que la Science est le domaine général, augmenté de générations en générations par des conquêtes qui s'enchaînent, se commandent et se transmettent. Il n'en est pas de même pour l'Art, qui est une émanation d'individualité et n'existe que par l'exception même de ses dons. Un artiste ne dépend de personne, il ne se rattache à rien, il sort tout armé, comme Minerve, du cerveau de Jupiter et il crée lui-même de toutes pièces des produits d'autant plus précieux qu'ils sont plus inattendus. On peut avancer philosophiquement que l'artiste ne se doit ni à son temps ni à son pays et qu'il peut se réserver sans autre responsabilité que celle qu'il encourt devant la Nature. Il est parfaitement possible d'imaginer un Victor Hugo se refusant, sinon à écrire, du moins à publier et gardant pour lui seul la jouissance de son génie. Avant la découverte de l'imprimerie il y a eu certainement de ces inédits-là, et encore aujourd'hui rien ne peut empêcher un artiste de détruire son œuvre et d'en sevrer le monde s'il a plaisir ou intérêt à cette destruction. L'Art, en un mot, est aussi indemne de toute dette sociale que la Science en est peu quitte. Ceci posé, comment peut-on nous marchander la propriété de ce qui est en nous, et même vouloir la réduire ? On se le demande.

Et puis, en vérité, c'est trop bête aussi, à une époque où tout se monnaie et se prouve par l'argent, de réduire un groupe particulier de contribuables à la seule rémunération virtuelle de la gloire. Le comédien se nourrit-il de bravos et quand il rentre chez lui, après un triomphe qui l'illustre, fait-il la pâtée à ses petits avec les fleurs des couronnes qu'on lui a jetées sur la scène ? Par où le socialisme le plus sévère serait-il choqué qu'un maître ès lettres, un grand créateur d'idées et de formes, un La Fontaine, un Molière, un Racine, laissassent à leur descendance une fortune équivalente à leur renommée et à la lourdeur de leurs noms, et comme ces noms, immortelle ? Quel mutuelliste serait froissé que les héritiers de pareils serviteurs de la Patrie

et de l'*Humanité* fussent, eux aussi, million-
naires, comme les petits-fils et les neveux des
conquérants, des industriels fameux et des fi-
nanciers heureux? Il me semble que l'aristocra-
tie formée par les lignées de cette élite ne
déparerait pas la démocratie. La famille de
l'auteur des Maximes est aussi riche qu'innom-
brable, et je ne vois pas que la fortune nuise
plus à la gloire des Larochefoucauld que la
gloire ne nuit à leur fortune. Elles s'entretien-
nent séculairement l'une l'autre.

Si la jurisprudence ne trouble pas le sens de
l'équité, l'étude de M. Eugène Chosson dessillera
les yeux aux jurisconsultes les plus hostiles et
secouera la négligence des autres. Ils concluront
tous, avec lui, que la propriété littéraire est une
propriété, et qu'il est temps de nous en investir.
Propriété héritable et transmissible au même
titre que toutes les autres, selon les lois communes, qui en règlent, à des degrés divers, la
transmissibilité sans arrêt, et permanente. Car
de toutes les bêtes bizarres que l'on exhibe dans
les jardins zoologiques il n'y en a pas de plus
étrange que cet anormal homme de lettres, sorte
de pélican qui se déchire les flancs pour ne pas
nourrir ses enfants.

ÉMILE BERGERAT.

AVANT-PROPOS

Il ne faut pas chercher, dans les pages qui vont suivre, un Traité ou un Commentaire complet, mais plutôt une critique de la législation sur la propriété littéraire. Outre que des ouvrages de ce genre ont été souvent faits, cette législation, par suite de ses incessantes variations, ne peut être considérée comme définitive.

Nous nous sommes donc bornés à en faire un historique, au cours duquel nous avons seulement signalé ses discordances. Nous avons essayé ensuite de déterminer le véritable caractère du droit de l'auteur, non pas d'après les lois qui le régissent, mais d'après sa nature et les principes généraux du droit civil.

Ceci n'est donc qu'une série d'observations, de considérations personnelles et d'indications générales que l'on pourrait peut-être prendre pour base d'une modification des lois spéciales et d'un retour au droit commun.

Une classification des textes cités suivant la nature des œuvres, reproduite du reste dans tous les ouvrages spéciaux, aurait assurément été plus logique et plus claire. Mais, au risque d'encourir le reproche de désordre et d'obscurité, nous avons préféré rapporter ces textes par ordre chronologique pour bien montrer le peu de consistance d'une législation faite à tort et à travers et à bâtons rompus, sans méthode, sans ordre, sans idées ni principes généraux.

TABLE DE CONCORDANCE

Pour faciliter les recherches du lecteur, comme aussi pour donner satisfaction aux esprits méthodiques, voici une table de concordance des textes et documents cités.

I. — ŒUVRES LITTÉRAIRES

Arrêt du Conseil d'État du roi, portant règlement sur la durée des privilèges en librairie, du 30 août 1777. page...................................... 13
Arrêt concernant les contrefaçons des livres, soit antérieures au présent arrêt, soit celles qui seraient faites en contravention des défenses portées aux arrêts du 30 août 1777.............................. 18

Arrêt sur les privilèges en librairie et les contrefaçons du 30 juillet 1778...................................... 22

Décret relatif aux droits de propriété des auteurs d'écrits en tous genres, des compositeurs de musique, des peintres et des dessinateurs, du 19-24 juillet 1793.   41

Décret contenant règlement sur l'imprimerie et la librairie du 5 février 1810...................... 56

Loi sur le droit de propriété garantie aux veuves et aux enfants des auteurs, des compositeurs et des artistes, des 8-19 avril 1854........................... 110

Loi sur les droits des héritiers et des ayants-cause des auteurs, du 14 juillet 1866...................... 123

Décret qui rend libres les professions d'imprimeur et de librairie, du 10 septembre 1870................ 134

II. — ŒUVRES DRAMATIQUES

Décret relatif aux spectacles, des 13-19 janvier 1791...   34

Décret relatif aux spectacles des 12-6 août 1791....   36

Loi relative aux conventions faites entre les auteurs dramatiques et les directeurs de spectacle, du 20 août 1792 38

Décret du 3 septembre 1793, qui rapporte le décret du 30 août 1792 relatif aux ouvrages dramatiques, et ordonne l'exécution de ceux des 13 janvier 1791 et 19 juillet 1793 44

Décret concernant les théâtres du 8 juin 1806...... 53

Avis du Conseil d'État du 23 août 1811 portant que le décret du 5 février 1810 n'a rien innové quant aux droits des auteurs dramatiques et des compositeurs de musique........................... 69

Loi relative au droit de propriété des veuves et des en-

fants des auteurs d'ouvrages dramatiques du 3 août
1844... 97
Décret relatif à la liberté des théâtres, du 6 janvier
1864... 116

III. — ŒUVRES POSTHUMES

Décret concernant les droits des propriétaires d'ouvrages
posthumes du 1er germinal an XIII............. 51

IV. — COMÉDIE-FRANÇAISE.

Décret du 15 octobre 1812, dit décret de Moscou, relatif
à la surveillance, l'organisation, l'administration, la
comptabilité, la police et la discipline du Théâtre-Français et sur la représentation des œuvres dramatiques.................................... 71
Décret concernant le Théâtre-Français, du 27 avril
1850.................................... 99
Décret concernant le Théâtre-Français, du 5 décembre
1859................................... 114

V. — INSTRUMENTS DE MUSIQUE

Loi sur les instruments de musique mécanique, du 16
mai 1866................................ 131

VI. — DROIT CIVIL

Loi du 9 mars 1891, modifiant l'article 767 du Code
civil.................................... 135

VII. — DROIT PÉNAL

Articles du Code pénal relatifs aux délits contre les propriétés, et à la violation des règlements relatifs aux arts..................................... 67

VIII. — DROIT INTERNATIONAL

Union internationale pour la protection des œuvres littéraires et artistiques, septembre 1886............ 281

IX. — FRAGMENTS DE DISCOURS PARLEMENTAIRES ET AUTRES

Boufflers. — Rapport à la Constituante sur la propriété des auteurs de découvertes et d'inventions en tous genres d'industrie, du 30 septembre 1790........ 175
Chapelier. — Rapport à la Constituante sur le décret relatif aux spectacles du 19 janvier 1791........... 33
Lakanal. — Rapport à la Convention nationale sur la loi du 19 juillet 1793............................. 46
Lamartine. — Rapport à la Chambre des députés du 13 mars 1841, sur un projet de loi de propriété littéraire 3, 9, 94
Mérimée. — Rapport au Sénat sur la loi du 6 mai 1866, relatif aux instruments de musique............. 132
Napoléon. — Travaux préparatoires du Code Pénal. 236
Sainte-Beuve. — Rapport au Sénat sur la loi du 14 juillet 1866................................. 5
Séguier. — Rapport au Parlement du 10 août 1779. 11

Victor Hugo. — Discours au Congrès international de 1878.................... 12, 139, 184, 188, 190

Villemain. — Exposé des motifs fait à la Chambre des députés, le 18 janvier 1841, sur un projet de loi de propriété littéraire............................. 159

Avis du Conseil d'État en 1866, sur la réforme de la propriété littéraire............................. 118

Rapport au Sénat sur la loi du 7 mars 1891... 138, 139

TABLE DES MATIÈRES

PREMIÈRE PARTIE

Examen et Historique de la législation sur le droit des auteurs et la propriété littéraire.

Chapitre Ier. Considérations générales.   1

— II. Les droits d'auteur sont des revenus. . . .   6

— III. La propriété littéraire et la découverte de l'imprimerie.   8

— IV. Le droit des auteurs sous l'ancienne monarchie.   10

— V. Reconnaissance de la propriété littéraire avant la Révolution.   13

— VI. Du droit des auteurs dramatiques avant la Révolution.   27

— VII. La propriété littéraire et la Révolution. . .   29

— VIII. De la nature des textes cités.   31

— IX. Premiers documents législatifs après 1789. — Limitation de la durée du droit.   33

— X. Loi fondamentale de la propriété littéraire. — Fixation de la durée à 10 années.   41

— XI. De l'oubli des auteurs dramatiques dans la loi fondamentale.   43

— XII. Du principe de la loi fondamentale. . . .   45

CHAPITRE XIII. D'un essai d'application de la loi de
1793 à toutes les œuvres d'art. 48

— XIV. Des œuvres posthumes. 50

— XV. Oubli des auteurs dramatiques dans le décret de germinal, an XIII. 53

— XVI. Décret du 5 février 1810, extension du droit
à 20 ans.. 55

— XVII. Des droits spéciaux du survivant des
époux. 63

— XVIII. De la différence entre les héritiers et les
cessionnaires. 64

— XIX. Des dispositions du Code pénal relatives au
droit des auteurs. 66

— XX. Singulier avis du Conseil d'État. 68

— XXI. La Comédie-Française et le décret de Moscou. 70

— XXII. Tentatives diverses pour une modification
du droit des auteurs. 92

— XXIII. Extension du délai de 20 ans aux auteurs
dramatiques. 97

— XXIV. Modification au décret de Moscou. . . . 98

— XXV. Extension du délai à 30 ans par la loi de
1854. 109

— XXVI. Du caractère transitoire de la loi de 1854. 111

— XXVII. Fixation des droits d'auteur à la Comédie-Française. 114

— XXVIII. De la liberté des théâtres. 116

— XXIX. Discussion de la loi de 1866. 117

— XXX. Extension du droit à 50 ans par la loi de
1866. 123

— XXXI. Considérations sur la loi de 1866. —
Confusion des deux quotités disponibles. . . . 125

Chapitre XXXII. Les droits de l'État, des cession-
    naires et des créanciers suivant la loi de 1866. 128
— XXXIII. De l'oubli des œuvres posthumes dans la
    loi de 1866. 130
— XXXIV. Négation des lois antérieures dans la loi
    du 16 mai 1866. 131
— XXXV. De la liberté du commerce de l'impri-
    merie. 134
— XXXVI. La loi de 1866 et la loi du 9 mars 1891. 135
— XXXVII. État actuel de la question. 140

DEUXIÈME PARTIE

Prétendus motifs des lois spéciales à la propriété littéraire.

Chapitre Ier. Arguments principaux. 143
— II. De l'intérêt général. 144
— III. L'intérêt de l'auteur est le même que l'inté-
    rêt du public. 146
— IV. De l'intérêt général à l'égard des œuvres
    plastiques. 148
— V. Du domaine public. 149
— VI. L'intérêt général et l'expropriation pour cause
    d'utilité publique. 150
— VII. De l'expropriation pour cause d'utilité pu-
    blique en matière d'œuvres littéraires 152
— VIII. Du domaine public en matière d'œuvres
    littéraires. 155
— IX. Des choses communes. 156
— X. De l'argument du fonds commun. 158
— XI. De la communauté des idées. 161
— XII. De la communauté du langage. 164

TROISIÈME PARTIE

Du véritable caractère du droit des auteurs, de son exercice et de sa réglementation.

CHAPITRE Iᵉ. De l'existence intrinsèque de l'œuvre littéraire. 167

— II. De la nature économique de l'œuvre littéraire. 169

— III. De la propriété et des modifications dont elle est susceptible. 170

— IV. Application des droits réels à l'œuvre littéraire. 173

— V. Du contrat entre l'auteur et la société. . . . 174

— VI. De la nature des droits du public. 179

— VII. De la limitation des droits du public. . . . 181

— VIII. Le droit du public a le caractère d'une servitude. 183

— IX. Des conditions auxquelles est soumis le droit du public. 185

— X. De l'importance qu'il faut attacher à la volonté de l'auteur. 187

— XI. Des droits compris dans la propriété littéraire. 190

— XII. De l'exploitation de l'œuvre littéraire. . . . 192

— XIII. De l'intervention d'un intermédiaire entre l'auteur et le public. 193

— XIV. Du rôle de l'éditeur. 194

— XV. Des cas où l'éditeur n'est qu'un loueur d'ouvrage.. 195

— XVI. Du cas où l'éditeur est un fermier. . . . 197

— XVII. Des droits de l'éditeur. 189

CHAPITRE XVIII. De la forme actuellement donnée aux traités entre auteurs et éditeurs. 200

— XIX. De la prépondérance de la volonté de l'éditeur avec le traité actuel. 202

— XX. Le traité entre auteur et éditeur est une atteinte au contrat entre l'auteur et le public. 205

— XXI. Des rapports légaux entre l'auteur et l'éditeur à défaut de traité écrit. 206

— XXII. Résumé de la fonction de l'éditeur. . . . 208

— XXIII. Des avantages de la liberté d'exploitation. 209

— XXIV. Des moyens à employer contre une obstruction systématique des éditeurs. 210

— XXV. Du loyer à payer à l'homme de lettres considéré comme propriétaire foncier. 211

— XXVI. De la traduction. 213

— XXVII. Des œuvres dramatiques. 214

— XXVIII. De la double exploitation dont sont susceptibles les œuvres dramatiques. 215

— XXIX. Des obligations du directeur de théâtre . 216

— XXX. Du cas où le directeur de théâtre n'est qu'un dépositaire. 218

— XXXI. Le directeur et l'éditeur sont en principe indépendants l'un de l'autre. 221

— XXXII. D'un conflit entre l'éditeur et le directeur. 222

— XXXIII. Des rapports entre le compositeur de musique et l'éditeur. 224

— XXXIV. De la liberté d'exploitation pour les œuvres dramatiques. 225

— XXXV. De la publication des œuvres représentées. 226

— XXXVI. De la crainte des contrefacteurs. 228

— XXXVII. De la représentation des œuvres publiées. 229

— XXVIII. Du loyer à payer aux auteurs dramatiques. 230

Chapitre XXXIX. Des articles de journaux et de leur réunion en volumes 232
— XL. Le droit de l'auteur se résume en un droit de créance. 233
— XLI. De l'appréciation d'un droit d'auteur. . . . 235
— XLII. De la divisibilité des droits d'auteur. . . 235
— XLIII. De la licitation. 237
— XLIV. Du partage en nature des œuvres de l'esprit. 238
— XLV. Singulière conséquence des lois actuelles. 240
— XLVI. De l'aliénation des droits d'auteur. . . . 241
— XLVII. De la crainte de la concurrence étrangère. 242
— XLVIII. De la création d'une caisse centrale et de son organisation.. 242
— XLIX. De la perception du loyer des auteurs. . 244
— L. De la représentation de la propriété littéraire au moyen d'un titre fiduciaire. 245
— LI. Du dépôt légal. 247
— LII. De l'émission des titres de propriété . . . 248
— LIII. Que l'homme de lettres ne deviendrait pas commerçant par la matérialisation de son droit.. 250
— LIV. Des principes généraux dont devrait s'inspirer une modification de la législation. . . . 251

QUATRIÈME PARTIE

I. Conclusion.

Chapitre Ier. D'une modification de la législation . 255
— II. Nécessité de déterminer les fonctions de l'intermédiaire.. 256

Chapitre III. Ce qu'il faudrait faire pour hâter une modification des lois 257

— IV. Des sociétés protectrices des droits des auteurs.. 259

— V. De la Société des Auteurs dramatiques. . . 260

— VI. De la Société des Compositeurs de musique. 262

— VII. De la Société des Gens de lettres. 263

— VIII. De l'imperfection de ces Sociétés et de leur modification. 263

— IX. De la création d'un établissement de crédit intellectuel. 265

— X. D'une application de société coopérative. . . 265

— XI. Conclusion générale. 266

II. Appendice.

Chapitre Ier. Résumé des législations étrangères et des conventions internationales.. 267

— II. Remarques sur les législations étrangères. . 276

— III. Des registres de la propriété intellectuelle . 278

— IV. Des pays où la propriété est perpétuelle.. . 279

— V. Des rapports internationaux en matière de propriété littéraire. Convention de Berne. . . 281

— VI. Des pays n'ayant pas adhéré à la Convention de Berne. 290

— VII. Des pays avec lesquels il n'y a pas de Convention 291

PREMIÈRE PARTIE

**Examen et historique de la législation
sur le droit des Auteurs et la propriété
littéraire.**

CHAPITRE PREMIER

CONSIDÉRATIONS GÉNÉRALES

On confond indistinctement et un peu au hasard, sous l'expression générale de propriété littéraire, les divers droits qu'un écrivain a sur son ouvrage ; l'un spirituel, abstrait et un peu métaphysique, l'autre exclusivement matériel.

L'homme ayant la faculté de concevoir et de penser, peut à son choix garder pour lui seul ses conceptions et ses pensées ou les communiquer aux autres hommes. On en a conclu qu'il avait sur elles un droit de propriété qu'il aliénait définitivement en le divulguant; propriété singulière qui cesserait d'exister le jour où son objet serait connu de tous et où elle s'affirmerait.

Il est inexact de dire que le droit de l'auteur

soit anéanti par la publication; sans le faire naître, elle le confirme de la façon la plus éclatante et en impose le respect aux autres hommes; à partir de ce jour le nom de l'écrivain devient inséparable de l'œuvre, il en recueille les profits intellectuels qui sont la gloire et l'admiration des lecteurs.

Par la publication, l'auteur proclame son droit de premier occupant. Chacun peut s'assimiler le livre paru, en faire le point de départ d'un nouveau livre dont le succès pourra être plus éclatant que celui du premier; mais la deuxième œuvre n'anéantira jamais la première; l'une et l'autre subsisteront côte à côte. Homère a fait l'*Iliade* et l'*Odyssée*. Tout homme peut à son gré raconter la Guerre de Troie et les Pérégrinations d'Ulysse; il ne se substituera jamais à l'auteur primitif qui restera propriétaire de ses poèmes pour l'éternité. Le droit intellectuel n'est pas susceptible d'une autre sanction...

La publication donne naissance à un droit au profit du lecteur; mais ce dernier ne l'exerce qu'à charge d'un double tribut envers l'auteur, tribut d'admiration et tribut d'argent qui est le prix du livre; le droit de l'écrivain se transforme donc en un droit de créance contre le public, en une vacation à tout ou partie de la valeur représentative du livre acheté.

Lamartine, rapporteur d'un projet de loi sur la propriété littéraire, s'exprimait ainsi, le 13 mars 1841, à la Chambre des députés.

« Il y a des hommes qui travaillent de la
« main ; il y a des hommes qui travaillent de
« l'esprit.

« Les résultats de ce travail sont différents,
« le titre du travailleur est le même ; les uns lut-
« tent avec la terre et les saisons ; ils récoltent
« les fruits visibles et échangeables de leurs
« sueurs. Les autres luttent avec les idées, les
« préjugés, l'ignorance ; ils arrosent aussi leurs
« pages des sueurs de l'intelligence, souvent de
« leurs larmes, quelquefois de leur sang, et re-
« cueillent, au gré du temps, la misère ou la fa-
« veur publique ; le martyre ou la gloire. Les
« résultats du travail matériel plus incontesta-
« bles et plus palpables, ont frappé les premiers
« la pensée du législateur. Il a dit au laboureur
« qui avait défriché le champ : « Ce champ sera
« à toi, et, après toi, à tes enfants. La récom-
« pense de ton labeur te suivra dans toutes les
« générations qui te continuent. » Ainsi a été
« instituée la propriété territoriale, base de la
« famille, et, par la famille, fondement de toute
« société permanente.

« A mesure que l'état social s'est perfectionné,
« il a reconnu d'autres natures de propriété ; et

« la propriété et la société se sont tellement
« identifiées l'une dans l'autre, qu'en parcourant
« le globe, le philosophe reconnaît à des signes
« certains que l'absence, l'imperfection ou la dé-
« cadence de la propriété chez un peuple sont
« partout la mesure exacte de l'absence, de l'im-
« perfection ou de la décadence de la société.

« En vertu d'une induction naturelle et juste,
« le jour devait arriver où l'œuvre de l'intelli-
« gence serait reconnue un travail utile, et les
« fruits de ce travail une propriété...

« Un homme dépense quelques portions de ses
« forces, quelques heures faciles de sa vie, à
« l'aide d'un capital transmis par ses pères, à
« féconder un champ ou à exercer une indus-
« trie lucrative : il entasse produits sur pro-
« duits, richesses sur richesses, il en jouit lui-
« même dans l'aisance ou dans les délices de la
« vie : vous lui en assurez la possession à tout
« jamais, et après lui à ceux que le sang désigne
« ou que le testament écrit. Un autre homme
« dépense sa vie entière, consume ses forces
« morales, énerve ses forces physiques dans
« l'oubli de soi-même et de sa famille pour en-
« richir après lui l'humanité ou d'un chef-
« d'œuvre de l'esprit humain, ou d'une de ces
« idées qui transforment le monde ; il meurt à
« la peine, mais il réussit. Son chef-d'œuvre est

« né, son idée est éclose... L'industrie, le com-
« merce l'exploitent. Cela devient une richesse
« tardive, posthume souvent; cela jette des mil-
« lions dans la circulation, cela s'exporte comme
« un produit naturel du sol. »

La question du droit des auteurs est ainsi placée sur son véritable terrain. C'est uniquement
une question juridique, commerciale et économique, à laquelle il ne faut mêler ni la philoso-
phie, ni la morale, ni les revendications de l'esprit humain. Au lieu d'être élargie, la discussion
en doit être rapetissée et circonscrite, sans que
la dignité de l'homme de lettres ait à en souffrir.
Il n'en est pas amoindri, pas plus qu'il n'est asservi à la force brutale de l'argent ; le but de son
effort désintéressé peut continuer d'être le culte
du beau et la recherche du vrai ; mais puisque le
produit de son travail, par une circonstance indépendante de sa volonté, et à la suite d'une mé-
tamorphose matérielle qui, sans lui, ne trouverait pas son application, devient une valeur
commerciale, il acquiert sur son prix un droit
imprescriptible.

« L'œuvre littéraire, disait Sainte-Beuve, lors
« de la discussion de la loi de 1866, est une ri-
« chesse et une valeur au sens de l'économie po-
« litique. Or il importe, quand une richesse est
« créée dans la société, qu'elle n'aille pas au

« hasard, qu'elle reste et revienne à qui elle ap-
« partient. »

CHAPITRE II

LES DROITS D'AUTEUR SONT DES REVENUS

Il y a dans le domaine de l'économie politique une expression qui, mieux que richesse et valeur, peut servir à qualifier l'œuvre littéraire ; c'est l'expression Capital, c'est-à-dire cette portion de la richesse créée qui sert à la production d'une richesse nouvelle, ou, ce qui revient au même, un produit épargné destiné à la reproduction.

Toute émanation d'une chose qui ne l'altère pas dans son essence est un fruit ou un revenu de cette chose. Les éditions d'un livre, les reproductions d'un tableau ou d'une statue, les représentations d'un drame, l'exécution d'une symphonie ne modifient pas l'œuvre première ; ce sont donc les fruits d'un capital préexistant et leur valeur représentative revient au propriétaire, créateur ou premier occupant. C'est une règle de l'équité naturelle, reproduite dans toutes les lois humaines et ainsi formulée par l'article 546 de notre Code.

« La propriété d'une chose, soit mobilière,
« soit immobilière, donne droit sur tout ce
« qu'elle produit, et sur ce qui s'y unit soit ac-
« cessoirement, soit naturellement, soit artifi-
« ciellement. »

Il est vrai qu'en droit pur on ne considère
pas comme fruit ou revenu les produits qui ne
sont pas périodiques, de sorte que la jurisprudence estime que les bénéfices résultant de l'exploitation d'une œuvre artistique constituent
un capital et non des revenus..

Nous croyons que c'est une erreur. Le principal caractère d'un fruit est de ne pas altérer
essentiellement la chose et la matière qui le
produisent, la périodicité n'est qu'un de ses caractères particuliers. L'*Iliade* et *Tartufe* sont,
après une nouvelle édition ou une nouvelle représentation, ce qu'ils étaient auparavant ; la
nouvelle édition et la nouvelle représentation
sont donc des fruits et le prix qui en provient
constitue des fruits civils.

On a longtemps cherché et l'on cherche encore
à définir la propriété littéraire et à déterminer la
nature du droit de l'auteur ; mais c'est une recherche oiseuse car il faut tout d'abord s'attacher à déterminer la nature de l'objet auquel il
s'applique. Le droit et l'économie politique sont
d'accord pour nous en donner la qualification

suivante. *L'œuvre littéraire est un capital dont les exemplaires ou les représentations sont les fruits ou revenus.* Ce sera notre point de départ et c'est à ce principe général et absolu que nous serons sans cesse ramenés au cours de cette étude.

CHAPITRE III

LA PROPRIÉTÉ LITTÉRAIRE ET LA DÉCOUVERTE DE L'IMPRIMERIE

C'est une notion essentiellement moderne que celle du droit matériel de l'auteur sur son œuvre ou du moins d'un droit matériel en résultant. Elle n'a en effet pu naître que le jour où les progrès de la science et de l'industrie ont permis la reproduction et la diffusion à l'infini de l'ouvrage primitif, où il a pu se matérialiser et devenir valeur commerciale.

Le droit existait cependant, mais à l'état abstrait, sans sanction pratique et sans objet auquel il pût s'appliquer. Les générations successives s'assimilaient les idées et les conceptions de l'auteur disparu ; mais elles n'avaient pas encore pris un corps certain, leur forme représentative n'était pas dans le commerce ; la faculté d'en user n'était pas échangée contre de l'argent. Le droit de l'écrivain sur la valeur matérielle et économique de son œuvre est né avec l'imprimerie, le jour où l'œuvre, chose abstraite, est devenue le livre, chose tombant sous la perception des sens et devenant l'objet d'un négoce.

« En vertu d'une induction naturelle et juste,
« le jour devait arriver où l'œuvre de l'intelli-
« gence serait reconnue un travail utile, et les
« fruits de ce travail une propriété. Mais par
« une générosité digne de sa nature, la pensée
« qui avait tout créé s'oubliait elle-même... Il est
« vrai qu'alors l'imprimerie n'était pas inventée,
« et que cette richesse intellectuelle, livrée aux
« dilapidations de quelques rares copistes, n'avait
« pas constitué encore, comme elle l'a fait depuis,
« une industrie immense, un capital visible, une
« richesse matérielle propre à être saisie, consa-
« crée et réglementée par la loi. Ce phénomène
« de l'imprimerie, qui rend la pensée palpable
« comme le caractère qui la grave, et commer-
« ciale comme l'exemplaire où on la vend, devait
« appeler tôt ou tard une législation pour en
« constater et pour en distribuer moralement et
« équitablement les produits. Cette pensée du
« législateur n'enlève rien à l'intellectualité et à
« la dignité de l'œuvre de l'écrivain... Elle ne

« touche qu'au livre devenu par l'impression
« objet commercial. » (LAMARTINE.)

CHAPITRE IV

LE DROIT DES AUTEURS SOUS L'ANCIENNE MONARCHIE

Néanmoins la question du droit des auteurs
ne se posa pas tout d'abord. On laissa les écrivains débattre eux-mêmes leurs intérêts avec les
éditeurs. Les gouvernements se préoccupèrent
seulement de réglementer le commerce de l'imprimerie et, en soumettant l'apparition du livre
à de rigoureuses formalités, de surveiller ainsi
étroitement l'expression de la pensée humaine.

Comme toute autre profession, celle d'imprimeur dépendait d'un privilège royal, et l'exercice en était sévèrement réglé. Les entraves qui
y étaient apportées constituaient une atteinte à
la liberté de pensée ou mieux à la liberté d'exprimer sa pensée; empêchant l'apparition d'une nouvelle œuvre, elles empêchaient en même temps
la création d'une richesse nouvelle; mais du jour
où cette richesse avait pu naître et où la publication d'un livre avait été autorisée, le droit du

propriétaire était reconnu et il ne semble pas qu'il en ait jamais été dépouillé légalement.

En fait les éditeurs, le plus souvent, s'attribuè rent exclusivement les produits provenant de son exercice; mais ce n'était qu'en vertu d'un usage et d'une tolérance et jamais cette expropriation d'un seul au bénéfice de quelques-uns ne fut sanctionnée par la loi écrite. Les rares textes que l'on rencontre sur la matière méconnaissent et infirment cet usage. Un arrêt du Conseil privé du 14 septembre 1761 déclare que les ouvrages du sieur de La Fontaine appartiennent à ses petites-filles par droit d'hérédité et déboute les libraires des oppositions qu'ils avaient faites à l'enregistrement de ce privilège.

C'est avec juste raison que l'avocat général Séguier disait, quelques années avant 1789 :

« Jusqu'au xviie siècle, nous ne trouvons au-
« cune ordonnance, aucun arrêt, en un mot, au-
« cune loi dans laquelle la propriété des auteurs
« ait été reconnue ou contestée. Il paraît qu'elle
« n'avait pas été mise en problème. Dans le
« xviie siècle on commença à sentir le droit de
« propriété des auteurs, et on le reconnut dès
« qu'ils le réclamèrent et tel qu'ils le réclamèrent.
« Cette propriété est incontestable, elle n'est pas
« même contestée; disons mieux : elle est recon-
« nue, elle est consacrée aujourd'hui. »

C'est à tort que Victor Hugo disait, lors de l'ouverture du Congrès littéraire de 1878 : « Toutes les vieilles législations monarchiques « ont nié et nient encore la propriété littéraire. « Dans quel but? Dans un but d'asservissement. « . . . Le livre est à tous les points de vue la « plus incontestable des propriétés. Cette pro- « priété inviolable, les gouvernements despo- « tiques la volent; ils confisquent le livre, espé- « rant ainsi confisquer l'écrivain. De là le système « des pensions royales. Prendre tout et rendre « un peu. Spoliation et sujétion de l'écrivain. On « le vole, puis on l'achète. »

Ce sont des idées chères au grand poète; mais cette attaque à un système gouvernemental dont ses sympathies s'étaient détachées l'a entraîné à une injustice et surtout à une erreur, commune du reste à beaucoup et préjudiciable à la cause des hommes de lettres. Il est inexact de dire que la monarchie ait méconnu le droit de l'auteur; elle a, au contraire, fini par le proclamer haute-ment. En politique et même en morale, on peut se payer de mots; mais en droit cela n'est pas permis. Dans des textes vagues, indécis et sou-vent exceptionnels, le droit de l'écrivain s'affir-mait chaque jour davantage. Le roi entendait surveiller et au besoin diriger l'expression de la pensée humaine; mais l'œuvre qui avait subi ce contrôle devenait la propriété perpétuelle de son auteur.

CHAPITRE V

RECONNAISSANCE DE LA PROPRIÉTÉ LITTÉRAIRE

AVANT LA RÉVOLUTION

Le droit naturel fut enfin confirmé par les deux arrêts du Conseil d'État du 30 août 1777 dont nous allons donner le texte entier.

Arrêt du Conseil d'État du roi, portant règlement sur la durée des privilèges en librairie, du 30 août 1777.

Le roi s'étant fait rendre compte, en son Conseil, des mémoires respectifs de plusieurs libraires, tant de Paris que des provinces, sur la durée des privilèges et sur la propriété des ouvrages, Sa Majesté a reconnu que le privilège en librairie est une grâce fondée en justice, et qui a pour objet, si elle est accordée à l'auteur, de récompenser son travail; si elle est obtenue par un libraire, de lui assurer le remboursement de ses avances et l'indemnité de ses frais; que cette différence dans les motifs qui déterminent les privilèges, en doit produire une dans sa durée; que l'auteur a sans doute un droit plus assuré à une grâce plus étendue, tandis que le libraire ne peut se plaindre si la faveur qu'il obtient est proportionnée au montant de ses avances et à l'importance de son entreprise; que la perfection de l'ouvrage exige cependant qu'on en laisse jouir le libraire pendant la vie de l'auteur avec lequel il a traité; mais qu'accorder un plus long terme, ce serait convertir une jouissance de grâce en une propriété de droit, et perpétuer une faveur contre la teneur même du titre qui en fixe la durée; ce serait consacrer le monopole, en rendant un libraire le seul arbitre à toujours du prix d'un livre; ce serait enfin laisser subsister la source des abus et contrefaçons, en refusant aux imprimeurs de province un moyen légitime d'employer leurs presses. Sa Majesté a pensé qu'un règlement qui restreindrait le droit exclusif des libraires au temps qui sera porté dans le privilège, ferait leur avantage, parce qu'une jouissance limitée, mais certaine, est préférable à une jouissance indéfinie, mais illusoire; qu'il ferait l'avantage du public, qui doit espérer que les livres tomberont à une valeur proportionnée aux facultés de ceux qui veulent se les procurer; qu'il serait favorable aux gens de lettres qui pourront, après un temps donné, faire des notes et des commentaires sur un auteur, sans que personne puisse leur contester le droit de faire imprimer le texte; qu'enfin ce règlement serait d'autant plus utile, qu'il ne pourrait qu'augmenter l'activité du commerce et exciter, entre tous les imprimeurs, une émulation favorable au progrès et à la perfection de leur article. A quoi voulant pourvoir, le roi étant en son Conseil, de l'avis de M. le Garde des Sceaux, a ordonné et ordonne ce qui suit :

Art. 1er.

Aucuns libraires et imprimeurs ne pourront imprimer ou faire imprimer aucuns livres nouveaux, sans avoir préalablement obtenu le privilège ou lettres scellées du grand sceau.

Art. 2.

Défend Sa Majesté à tous libraires, imprimeurs ou autres qui auront obtenu des lettres de privilège pour imprimer un livre nouveau, de solliciter aucune continuation de ce privilège, à moins qu'il n'y ait dans le livre augmentation au moins d'un quart, sans que pour ce sujet on puisse refuser aux autres la permission d'imprimer les anciennes éditions non augmentées.

Art. 3.

Les privilèges qui seront accordés, à l'avenir, pour imprimer des livres nouveaux, ne pourront être d'une moindre durée que de dix années.

Art. 4.

Ceux qui auront obtenu des privilèges, en jouiront non seulement pendant tout le temps qui y sera porté, mais encore pendant la vie des auteurs, en cas que ceux-ci survivent à l'expiration des privilèges.

Art. 5.

Tout auteur qui obtiendra en son nom le privilège de son ouvrage aura le droit de le vendre chez lui, sans qu'il puisse, sous aucun prétexte, vendre ou négocier d'autres livres; et jouira de son privilège pour lui et ses livres à perpétuité, pourvu qu'il ne le rétrocède à aucun libraire, auquel cas la durée du privilège sera, par le fait seul de la cession, réduite à celle de la vie de l'auteur.

Art. 6.

Tous libraires et imprimeurs pourront obtenir, après l'expiration du privilège d'un ouvrage et la mort de son

auteur, une permission d'en faire une édition, sans que
la même permission accordée à un ou plusieurs, puisse
empêcher aucun autre d'en obtenir une semblable.

Art. 7.

Les permissions portées en l'article précédent sont expédiées sur la simple signature de la personne à laquelle
M. le Chancelier ou Garde des Sceaux aura confié la direction générale de la librairie; et, pour favoriser les
spéculations de commerce, il sera donné, à ceux qui sol-
liciteront une permission de cette espèce, connaissance
de toutes les permissions du même genre qui auront été
données à d'autres pour ce même ouvrage, et du nombre
d'exemplaires qu'il leur aura été permis d'en tirer.

Art. 8.

Sa Majesté ne voulant pas permettre que l'obtention de
ces permissions soit illusoire, et qu'on en obtienne sans
l'intention de les réaliser, ordonne qu'elles ne seront accordées qu'à ceux qui auront acquitté le droit porté au
tarif qui sera arrêté par M. le Garde des Sceaux.

Art. 9.

Les sommes auxquelles monteront ces droits seront
payées entre les mains des syndics et adjoints de la
Chambre syndicale de Paris ou de celui qu'ils commet-
tront à ladite recette, sans qu'ils puissent se dessaisir de
ces deniers que sur les ordres de M. le Chancelier ou
Garde des Sceaux, pour les émoluments des inspecteurs
et autres personnes préposées à la manutention de la librairie.

Art. 10.

Lesdites permissions seront enregistrées dans le délai
de deux mois sur les registres de la Chambre syndicale

dans l'arrondissement de laquelle seront domiciliés ceux qui les auront obtenus, à peine de nullité.

Art. 11.

Sa Majesté, désirant traiter favorablement ceux qui ont obtenu, antérieurement au présent arrêt, des privilèges ou continuation d'iceux, veut qu'ils soient tenus de remettre, savoir : les libraires et imprimeurs de Paris, dans deux mois, les libraires et imprimeurs de province, dans trois mois pour tous délais, les titres sur lesquels ils établissent leur propriété entre les mains du sieur le Camus de Néville, maître des requêtes, que Sa Majesté a commis et commet à cet effet, pour, sur le compte qu'il en rendra, leur être accordé par M. le Chancelier ou Garde des Sceaux, s'il y échet, un privilège dernier et définitif.

Art. 12.

Ledit délai de deux mois pour les libraires et imprimeurs de Paris, et de trois mois pour les libraires et imprimeurs de province étant expiré, ceux qui n'auront pas représenté leurs titres ne pourront plus espérer aucune continuation de privilège.

Art. 13.

Les privilèges et usages des diocèses et autres de cette espèce ne seront point compris dans le présent. Ordonne Sa Majesté que le présent arrêt sera enregistré dans toutes les Chambres syndicales, imprimé, publié et affiché partout où besoin sera. Fait au Conseil d'État du roi, Sa Majesté y étant, tenu à Versailles, le 30 août 1777.

Arrêté du Conseil d'État du roi, concernant les contrefaçons des livres, soit antérieures au présent arrêt, soit celles qui seraient faites en contravention des défenses portées audit arrêt du 30 août 1777.

Le roi, s'étant fait rendre compte, en son Conseil, des mémoires de plusieurs libraires sur le tort que cause à leur commerce la multiplicité des contrefaçons faites au préjudice des privilèges qu'ils ont obtenus, Sa Majesté a reconnu que cet abus est destructif de la confiance qui est le lien du commerce, et contraire à la bonne foi qui lui sert de base; que les auteurs ne sont pas moins intéressés que les libraires à voir réprimer, par la sévérité des peines, la licence de ces contrefacteurs avides qui ne prennent conseil que d'un intérêt momentané, et qui seraient d'autant moins excusables aujourd'hui, qu'une loi favorable leur assure le droit d'imprimer chaque ouvrage après l'expiration de son privilège; qu'il est indispensable de ramener tout le corps de la librairie à un plan de conduite dont la raison, la prudence et l'intérêt réciproque auraient dû lui faire sentir plus tôt la nécessité; et comme on a représenté au roi qu'il existait un grand nombre de livres contrefaits antérieurement au présent arrêt, et que ces livres formaient la fortune d'une grande partie des libraires de province, qui n'avaient que cette ressource pour satisfaire à leurs engagements, Sa Majesté a pensé qu'il était de sa bonté de relever les possesseurs desdites contrefaçons de la rigueur des peines portées par les règlements, et que cet acte d'indulgence à leur égard serait, pour l'avenir, le gage de leur circonspection. A quoi voulant pourvoir, le roi étant en son Conseil, de l'avis de M. le Garde des Sceaux, a ordonné et ordonne ce qui suit :

Art. 1er.

Défend Sa Majesté, à tous imprimeurs-libraires du royaume, de contrefaire des livres pour lesquels il aura été accordé des privilèges pendant la durée desdits privilèges, ou même de les imprimer sans permission après leur expiration et le décès de l'auteur, à peine de 6,000 livres d'amende pour la première fois, de pareille amende et de déchéance d'état en cas de récidive.

Art. 2.

Les éditions faites en contravention à l'article 1er seront saisissables sur le libraire qui la vendra, comme sur l'imprimeur qui les aura imprimées; et le libraire qui en aura été saisi sera soumis aux mêmes peines.

Art. 3.

Les peines portées en l'article 1er n'empêchent pas les possesseurs du privilège, au préjudice duquel une édition aura été faite, de former tant contre l'imprimeur qui aura contrefait l'ouvrage, que contre le libraire qui aura été trouvé saisi d'exemplaires de ladite contrefaçon, sa demande en dommages-intérêts, et d'en obtenir de proportionnés au tort que ladite contrefaçon lui aura fait éprouver dans son commerce.

Art. 4.

Autorise Sa Majesté tout possesseur ou cessionnaire de privilèges, ou de portions d'iceux, à se faire assister, sans autre permission que le présent arrêt, d'un inspecteur de librairie ou, à son défaut, d'un juge ou commissaire de police, pour visiter à ses risques, périls et fortunes, les imprimeries, boutiques ou magasins des imprimeurs, liraires ou colporteurs où il croirait trouver des exemplaires contrefaits des ouvrages dont il a le privilège ou partie ; à la charge cependant qu'avant de procéder à aucune visite, il exhibera à l'inspecteur ou au juge ou commissaire de police, l'original du privilège ou son duplicata collationné. Autorise aussi Sa Majesté, ceux chez qui on fera de semblables visites, à se pourvoir en dommages-intérêts contre ceux qui les feront, s'ils ne trouvent pas de contrefaçons des ouvrages dont ils auront exhibé le privilège, encore qu'ils en eussent trouvé d'autres.

Art. 5.

Les exemplaires saisis, tant des éditions faites au préjudice d'un privilège, que celles faites sans permission, seront transportés à la Chambre syndicale dans l'arrondissement de laquelle la saisie aura été faite, pour y être mis au pilon en présence de l'inspecteur.

Art. 6.

Quant aux contrefaçons antérieures au présent arrêt, Sa Majesté, voulant user d'indulgence, relève ceux qui s'en trouveront saisis des peines portées par les règlements, en remplissant par eux les formalités prescrites par l'article suivant.

Art. 7.

Les possesseurs de contrefaçons antérieures au présent arrêt seront tenus de les présenter, dans le délai de deux mois, à l'inspecteur et à l'un des adjoints de la Chambre syndicale dans l'arrondissement de laquelle ils sont domiciliés, pour être, la première page de chaque exemplaire, estampillée par l'adjoint et signée par l'inspecteur.

Art. 8.

Le délai de ces deux mois de grâce commencera à courir, contre les imprimeurs ou libraires domiciliés dans l'arrondissement des différentes chambres syndicales du royaume, à compter du jour de l'enregistrement du présent arrêt dans chacune d'elles.

Art. 9.

Ledit délai de deux mois expiré, l'inspecteur renverra à M. le Garde des Sceaux l'estampille qu'il en aura reçue, avec le procès-verbal de ses opérations, et, dès ce moment, tous les livres contrefaits qui seront trouvés dénués de la signature de l'inspecteur et de la marque de l'estampille, seront regardés comme nouvelles contrefaçons, et ceux sur lesquels ils seront saisis, soumis aux peines portées par l'article 1er.

Fait en Conseil du roi, Sa Majesté y étant, tenu à Versailles, le 30 août 1777.

A travers bien des complications ces deux arrêts confirmaient de la façon la plus formelle le droit des auteurs et ne le limitaient pas dans sa durée. La différence faite entre le privilège de l'écrivain et celui du libraire devenait même une mesure de protection les défendant contre leur propre faiblesse.

Il est vrai que, la perpétuité étant soumise à l'exploitation directe, l'exercice du droit se trouvait entravé par de singulières difficultés théoriques et pratiques, dont la conséquence aurait été Voltaire tenant boutique. Demander à un auteur de débiter lui-même son livre, équivaut presque à demander à un propriétaire de vendre lui-même sur un marché les produits de son domaine.

Ce n'était certainement pas l'esprit des arrêtés, mais, par une interprétation littérale, on s'efforça d'en dénaturer le sens; les hommes de lettres s'en plaignirent et obtinrent l'arrêt interprétatif du 30 juillet 1778.

Arrêt du Conseil d'État du roi sur les privilèges en librairie et les contrefaçons.

Le roi s'étant fait rendre compte, en son Conseil, des différentes représentations auxquelles ont donné lieu les règlements du 30 août dernier sur le fait de la librairie, a distingué, parmi les mémoires remis à ce sujet à M. le Garde des Sceaux, les observations de son Académie française. Sa Majesté a vu avec satisfaction que ces observations étaient principalement l'expression de la reconnaissance de son Académie française, et que, s'il restait aux membres qui la composent quelques vœux à former, ils n'avaient pour objet, en rendant grâce à Sa Majesté des soins qu'elle a bien voulu prendre en faveur des gens de lettres, que d'obtenir que les nouveaux avantages que leur assurent les règlements du 30 août dernier, deviennent encore plus stables et plus solides. Sa Majesté s'est déterminée d'autant plus volontiers à manifester plus particulièrement ses intentions à cet égard qu'elle n'a vu, dans les demandes de son Académie, que le développement de l'esprit des règlements ou l'indication des moyens d'en assurer l'exécution, et qu'en consacrant ces demandes par son autorité, elle donne une nouvelle preuve de sa protection à ceux de ses sujets qui, par leurs travaux et leurs veilles, concourent au progrès des lettres et des sciences ; à quoi voulant pourvoir, le roi étant en son Conseil, de l'avis de M. le Garde des Sceaux, a ordonné et ordonne ce qui suit :

Art. 1er.

L'article 3 de l'arrêt du Conseil du 30 août 1777, portant règlement sur la durée des privilèges en librairie, sera exécuté selon sa forme et teneur ; en conséquence, ceux qui obtiendront à l'avenir des privilèges pour imprimer des livres nouveaux, en jouiront pendant tout le temps que M. le Chancelier ou Garde des Sceaux aura jugé à propos d'accorder, suivant le mérite ou l'importance de l'ouvrage, sans qu'en aucun cas ces privilèges puissent être d'une moindre durée que dix années.

Art. 2.

L'article 5 du même arrêt du Conseil sera exécuté selon sa forme et teneur ; en conséquence, tout auteur qui aura obtenu en son nom le privilège de son ouvrage, non seulement aura le droit de le faire vendre chez lui, mais il pourra encore, autant de fois qu'il le voudra, faire imprimer pour son compte son ouvrage par tel imprimeur, et le faire vendre aussi pour son compte par tel libraire qu'il aura choisi, sans que les traités ou conventions qu'il fera pour imprimer ou débiter une édition de son ouvrage, puissent être réputées cession de son privilège.

Art. 3.

Les articles 55 de l'édit du mois d'août 1686; 109 du règlement de 1723; 1 et 3 de l'arrêt du Conseil du 30 août 1777, concernant les contrefaçons, seront exécutés selon leur forme et teneur, et, pour en faciliter l'exécution, Sa Majesté ordonne que, dans toutes les lettres patentes de privilèges qui seront expédiées à l'avenir, il soit énoncé qu'il sera procédé, par voie de plainte et information, contre tous auteurs, possesseurs, distributeurs et fauteurs de contrefaçons, sans que les peines portées par lettres patentes de privilèges puissent en aucun cas, et pour quelque cause que ce soit, être remises ou modérées.

Art. 4.

Ordonne au surplus, Sa Majesté, que tous les règlements du 30 août dernier continueront d'être exécutés selon leur forme et teneur.

Fait en Conseil d'État du roi, Sa Majesté y étant, tenu à Versailles, le 30 juillet 1778.

Ces arrêts constituaient une législation complète reconnaissant formellement le droit des auteurs comme une propriété absolue et non limitée dans sa durée. Son exercice dépendait bien d'un privilège, mais lorsqu'il était obtenu il devenait transmissible à perpétuité; l'aliénation en était seulement interdite au profit d'un libraire. Les hommes de lettres étaient soumis au bon plaisir du roi; mais il en était d'eux comme de tous les autres hommes; certains écrivains

ouvaient être favorisés au détriment d'autres ;
mais la loi n'avait pas pour effet de placer toute
une catégorie de citoyens sous un régime d'exception.

La question est de savoir si l'obtention du
privilège était sujette à de grandes difficultés ;
mais en eût-elle rencontré, cela n'infirmait en
rien le droit de l'auteur. L'œuvre ne pouvant pas
naître, ne pouvait être soumise à aucun droit.

Un régime de liberté a remplacé aujourd'hui
un régime d'absolutisme et de bon plaisir ;
l'homme de lettres peut publier ce qui lui convient sans permission préalable ; mais le libre
exercice de son droit peut être entravé singulièrement. L'État, par l'intermédiaire du pouvoir judiciaire, s'est réservé sur les productions
de l'esprit un contrôle postérieur à la publication et ne s'est jamais fait faute d'en user.

Il est probable qu'au siècle dernier la représentation du *Roi s'amuse* eût été interdite ; à une
époque encore récente elle a été suspendue. A
côté de cela il est permis de se demander si, il y
a 150 ans, le privilège eût été refusé aux *Fleurs
du Mal,* à *Madame Bovary* ou à la *Chanson
des Gueux,* dont les auteurs se sont assis sur
les bancs de la police correctionnelle ou de la
Cour d'assises. La nécessité d'une permission
préalable fait obstacle à la naissance d'un ou-

vrage, tandis qu'une poursuite postérieure entrave son exploitation; les conséquences sont bien près d'être identiques.

En définitive, le droit des auteurs était parfaitement reconnu au siècle dernier. On en fait généralement remonter la reconnaissance à la Révolution; rien n'est plus inexact, et c'est donner à la question une allure de revendication politique et sociale de nature à troubler les esprits timorés. La Révolution a émancipé la pensée humaine; elle a proclamé la liberté d'exprimer sa pensée, sans toutefois garantir les hommes contre les inconvénients qu'en aurait la trop libre expression; mais par une singulière aberration d'esprit elle a entravé et limité la liberté du commerce de cette pensée.

Quiconque veut étudier le droit des auteurs doit faire abstraction des œuvres et se garder de l'emphase; cette étude doit être circonscrite dans les limites de l'économie politique et du droit. La propriété de *Rocambole* est aussi respectable que celle des *Châtiments*.

CHAPITRE VI

DU DROIT DES AUTEURS DRAMATIQUES
AVANT LA RÉVOLUTION

Il reste à dire quelques mots des œuvres dramatiques, dont la production était beaucoup moins favorisée que celle des œuvres destinées seulement à la lecture. La représentation en était toujours soumise à l'obtention d'un privilège préalable ; mais les rapports de l'auteur avec les comédiens n'étaient aucunement déterminés et de graves abus en étaient résulté ; il ne faut pas s'en étonner outre mesure.

La représentation d'une pièce de théâtre est une chose si complexe, nécessitant un tel nombre de concours différents, occasionnant parfois un tel mouvement d'argent, qu'il est compréhensible que les auteurs n'aient pas eu d'abord complètement conscience de leurs droits, qu'ils aient pris la cause pour l'effet et qu'ils se soient soumis aux exploitants alors qu'ils auraient dû les asservir.

Primitivement, en effet, les auteurs étaient rémunérés moyennant une somme fixe par ouvrage, quel qu'en fût le succès ultérieur; les troupes de comédiens avaient même des poètes à leur solde. Quinault imagina le premier de faire indemniser son concours au moyen d'une remise proportionnelle sur la recette qui fut d'abord de un neuvième; mais, à cette règle devenue générale, les comédiens apportèrent une modification qui la dénatura complètement. Ils arrivèrent à poser comme un principe absolu le droit, pour eux, de représenter sans rémunération envers l'auteur toutes pièces tombées dans les règles, c'est-à-dire dont les recettes étaient descendues au-dessous d'une certaine somme.

On voit sans peine les abus que pouvait entraîner une semblable coutume. Beaumarchais s'attacha à les combattre, il était entré en lutte ouverte avec la Comédie-Française à propos du *Barbier de Séville* et avait enfin fini par obtenir un arrêt du Conseil, en date du 9 décembre 1780, fixant le droit des auteurs sur le produit de la représentation. C'était une première victoire; mais les abus n'en continuèrent pas moins. Les troupes de comédiens étant en nombre limité, il fallait bien en passer par leurs volontés et seule la liberté d'exploitation pour les théâtres devait permettre aux auteurs de se défendre efficacement.

CHAPITRE VII

LA PROPRIÉTÉ LITTÉRAIRE ET LA RÉVOLUTION

Le droit de l'auteur étant qualifié privilège dans les lois qui le régissaient, fut aboli avec tous les autres, sans qu'aucun se fût aperçu que seul, entre tous, il résultait de l'équité naturelle dont il n'était qu'un commentaire et une juste application. L'enthousiasme de la nuit du 4 août emporta tout.

Il semble que la propriété littéraire soit alors retombée dans le droit commum, car il n'est pas douteux qu'elle existe en vertu d'un principe de l'équité naturelle et non pas en vertu des lois qui la réglementent. C'est ce qui a été reconnu formellement par la Cour de cassation qui, dans un arrêt du 29 thermidor an XII, relatif à une contrefaçon des œuvres de Buffon, déclarait que les décrets du mois d'août 1789, qui avaient aboli les privilèges et distinctions, et rendu la presse libre, n'avaient aucun rapport avec la propriété acquise à l'auteur sur son ouvrage et qui n'était que l'indemnité légitime de son travail et le prix naturellement dû pour les lumières qu'il répandait dans la société.

Mais la Révolution s'était trop faite au nom des droits imprescriptibles de la pensée humaine, pour que la reconnaissance de ces droits ne devînt pas aussitôt la préoccupation principale du législateur et ne l'entraînât pas à des conceptions parfois fausses. C'est ainsi que la question du droit des auteurs fut déplacée.

On considéra qu'il existait sur l'œuvre, alors qu'il en résultait seulement et se résumait en un droit contre ceux qui en faisaient usage. Les inconvénients apparurent et pour y obvier on aboutit à une limitation du droit dans sa durée, limitation qui était une négation absolue, car c'est nier un droit qu'en limiter l'exercice, si cet exercice peut être perpétuel.

On s'est élevé contre le système des pensions royales comme portant atteinte à la liberté, à l'indépendance et à la dignité de l'écrivain ; mais si les théories spécieuses sur lesquelles on a essayé d'étayer la législation spéciale de la propriété littéraire sont exactes, si, comme on l'a prétendu, la publication d'une œuvre en constitue l'aliénation, on a reproduit sous une autre forme les pensions, les faveurs et les privilèges abolis, car c'est également méconnaître un droit que d'en laisser momentanément l'exercice à celui qui s'en est dessaisi.

Partant d'une conception fausse du droit de

l'auteur, on en limita donc la durée, méconnais-
sant ainsi les principes de l'équité naturelle.
Mais la loi n'est pas à ce point souveraine qu'elle
puisse impunément s'écarter de la justice dont
la force est si grande qu'elle finit toujours par
s'imposer et que toute législation qui n'en a pas
tenu compte y revient peu à peu et est sujette à
de perpétuelles modifications. C'est ce qui est
arrivé pour la propriété littéraire et c'est ce qui
lui arrivera encore. La limitation de la durée a
été sans cesse reculée, comme elle continuera de
l'être jusqu'au jour où elle sera définitivement sup-
primée.

CHAPITRE VIII

DE LA NATURE DES TEXTES CITÉS

Nous allons examiner les diverses lois rendues
sur cette question en suivant leur ordre chronologique de façon à bien montrer la progression
continue du droit. Nous signalerons en même
temps les tentatives successives faites en vue
d'une modification de la législation, nous y trou-
verons bien des bizarreries, bien des contradictions, parfois même aussi la méconnaissance

absolue de certains principes généraux du droit civil, c'est la meilleure critique que l'on en puisse faire et la meilleure preuve de leur fragilité.

Les textes sur cette matière sont de deux sortes. Les uns, et ce sont ceux dont nous nous occuperons surtout, traitent de la nature du droit de l'auteur, de son étendue et de sa durée. Les autres s'occupent soit de réglementer la production intellectuelle, soit d'en prévenir ou d'en réprimer la licence ; telles sont, par exemple, les différents décrets relatifs à l'autorisation préalable, à la censure, à la liberté de la presse ; elles sont trop liées aux bouleversements politiques pour que nous en tenions compte. Nous répétons du reste qu'elles n'ont aucun rapport avec la question qui nous intéresse.

Nous n'aurons pas davantage égard à la jurisprudence. En effet, nous étudions un principe, et non les applications qui en sont faites. Or, les magistrats n'ont qu'à appliquer les lois existantes, ils jugent d'après ce qu'elles disent et non d'après ce qu'elles auraient dû dire. Du reste, dans tous les jugements et arrêts que nous avons consultés, nous n'avons trouvé que deux théories essentielles.

L'une, niant la propriété littéraire, ne considère qu'elle n'existe que grâce aux lois qui l'établissent.

L'autre, en la reconnaissant, la soumet aux lois qui la limitent.

Dans l'un et l'autre cas, c'est la prépondérance accordée aux textes.

CHAPITRE IX

PREMIERS DOCUMENTS LÉGISLATIFS APRÈS 1789.
LIMITATION DE LA DURÉE DU DROIT

Les auteurs dramatiques attirèrent les premiers l'attention du législateur; c'était une suite des luttes soutenues par Beaumarchais. Une réglementation avait été sollicitée par eux-mêmes; ils allaient au devant du péril et fournissaient les arguments dont on devait se servir pour méconnaître leur droit.

« Vous avez chargé votre Comité de constitu-
« tion, disait le rapporteur Chapelier, de vous ren-
« dre compte de la pétition des auteurs dramati-
« ques... Ils demandent la destruction du privilège
« exclusif qui place dans la capitale un théâtre uni-
« que où sont forcés de s'adresser tous ceux qui ont
« composé des tragédies ou des comédies d'un
« genre élevé; ils demandent que les comédiens

« attachés à ce théâtre ne soient plus, ni par le
« droit, ni par le fait, les possesseurs exclusifs
« des chefs-d'œuvre qui ont illustré la scène
« française, et en sollicitant pour les auteurs,
« leurs héritiers ou leurs cessionnaires, la pro-
« priété la plus entière de leurs ouvrages pen-
« dant leur vie et cinq ans après leur mort, ils
« reconnaissent, et même ils invoquent les droits
« du public et ils n'hésitent pas à avouer qu'a-
« près cette loi de cinq ans, les ouvrages des au-
« teurs sont une propriété publique. »

Cette pétition fut suivie des deux décrets du
13-19 janvier 1791, du 19 juillet et 6 août suivant.

Décret relatif aux spectacles
des 13-19 Janvier 1791.

L'Assemblée nationale, ouï le rapport de son Comité
de constitution, décrète ce qui suit :

Art. 1ᵉʳ.

Tout citoyen pourra élever un théâtre public, et y faire
représenter des pièces de tous les genres, en faisant préalablement à l'établissement de son théâtre, sa déclaration à la municipalité des lieux.

Art. 2.

Les ouvrages des auteurs morts depuis cinq ans et plus
sont une propriété publique, et peuvent, nonobstant tous

les anciens privilèges qui sont abolis, être représentés
sur tous les théâtres indistinctement.

Art. 3.

Les ouvrages des auteurs vivants ne pourront être représentés sur aucun théâtre public, dans toute l'étendue
de la France, sans le consentement formel et par écrit
des auteurs, sous peine de confiscation du produit total
des représentations au profit des auteurs.

Art. 4.

La disposition de l'article 3 s'applique aux ouvrages
déjà représentés, quels que soient les anciens règlements;
néanmoins, les actes qui auraient été passés entre des
comédiens et des auteurs vivants, ou des auteurs morts
depuis moins cinq ans, — seront exécutés.

Art. 5.

Les héritiers ou cessionnaires des auteurs seront propriétaires de leurs ouvrages durant l'espace de cinq années après la mort de l'auteur.

Art. 6.

Les entrepreneurs ou les membres des différents théâtres seront, à raison de leur état, sous l'inspection des
municipalités; ils ne recevront des ordres que des officiers municipaux, qui ne pourront arrêter ni défendre la
représentation d'une pièce, sauf la responsabilité des
auteurs et des comédiens, et qui ne pourront rien en-
joindre aux comédiens, que conformément aux lois et
règlements de police; règlements sur lesquels le Comité
de constitution dressera incessamment un projet d'instruction. Provisoirement, les anciens règlements seront
exécutés.

Art. 7.

Il n'y aura au spectacle qu'une garde extérieure, dont les troupes de ligne ne seront point chargées, si ce n'est dans le cas où les officiers municipaux leur en feront la réquisition formelle. Il y aura toujours un ou plusieurs officiers civils dans l'intérieur des salles, et la garde n'y pénétrera que dans le cas où la sûreté publique serait compromise, et sur la réquisition expresse de l'officier civil, lequel se conformera aux lois et aux règlements de police. Tout citoyen sera tenu d'obéir provisoirement à l'officier civil.

Décret relatif aux spectacles du 12 juillet-6 août 1791.

L'Assemblée nationale, après avoir entendu le rapport de son Comité de constitution, considérant que la loi du 16 août 1790 n'était que provisoire, et que la loi du 13 janvier dernier contient des dispositions générales, qui seules doivent être exécutées dans tout l'empire français, a décrété, sur l'article premier du projet du Comité, qu'il n'y a pas lieu à délibérer.

Art. 1er.

Conformément aux dispositions des articles 3 et 4 du décret du 13 janvier dernier, concernant les spectacles, les ouvrages des auteurs vivants, même ceux qui étaient représentés avant cette époque, soit qu'ils fussent ou non gravés ou imprimés, ne pourront être représentés sur aucun théâtre public dans toute l'étendue du royaume, sans le consentement formel et par écrit des auteurs, ou sans celui de leurs héritiers ou cessionnaires, pour les ouvrages des auteurs morts depuis moins de cinq ans, sous peine de confiscation du produit total des représentations au profit de l'auteur ou de ses héritiers ou cessionnaires.

Art. 2.

La Convention entre les auteurs et les entrepreneurs de spectacles sera parfaitement libre, et les officiers municipaux, ni aucun autre fonctionnaire public, ne pourront taxer lesdits ouvrages, ni modérer ou augmenter le prix convenu; et la rétribution des auteurs, convenue entre eux ou leurs ayants-cause et les entrepreneurs de spectacles, ne pourra être ni saisie ni arrêtée par les créanciers des entrepreneurs du spectacle.

La question du droit des auteurs n'est que très accessoirement posée et résolue dans ces décrets, dont le but principal, à la demande des intéressés eux-mêmes, est la liberté d'exploitation des théâtres.

La propriété y est du reste formellement reconnue, quoique très étroitement limitée, et on en circonscrit l'exercice au droit pour l'écrivain d'autoriser la représentation de sa pièce ou de l'interdire, ce qui arrive à faire de la rémunération de l'auteur la contre-partie de l'autorisation, alors qu'en réalité c'est le prix d'une chose antérieure et que sa volonté est sans effet sur l'opération commerciale qui résulte de l'usage de son œuvre.

L'application de ces décrets ne fut pas exempte de difficultés ; les entrepreneurs de spectacle furent habiles à en exploiter les confusions, les obscurités et les insuffisances. Ils prétendirent avoir le droit d'user librement de toutes les pièces jouées avant le 13 janvier 1791 bien que les auteurs en fussent encore vivants et cette prétention exorbitante fut confirmée et reconnue par la loi du 30 août 1792.

Loi relative aux Conventions faites entre les auteurs dramatiques et les directeurs de spectacle, du 20 août 1792.

L'Assemblée nationale, après avoir entendu le rapport sur des réclamations faites contre quelques dispositions des décrets du 13 janvier 1791 et 13 juillet suivant sur les théâtres : Considérant que ces réclamations sont fondées sur ce que ces décrets peuvent porter atteinte aux droits des différents spectacles, pour n'avoir pas assez distingué l'état passé de l'état à venir, ainsi que la position de Paris et celle du reste de la France, relativement à la jouissance des pièces de théâtre, en vertu des conventions ou règlements, ou en vertu d'un long et paisible usage ;

Considérant que le droit de faire imprimer, et le droit de faire représenter, qui appartiennent incontestablement aux auteurs des pièces dramatiques n'ont pas été suffisamment distingués et garantis par la loi; considérant enfin que les ouvrages dramatiques doivent être protégés par la loi, de la même manière que toutes les autres productions de l'esprit, mais avec des modifications dictées par la nature du sujet, et voulant ôter toute cause de réclamation, a décrété ce qui suit :

Art. 1er.

Les pièces imprimées ou gravées, mises en vente avant le décret du 13 janvier 1791, qui ont été jouées avant cette époque sur les théâtres autres que ceux de Paris, sans convention écrite des auteurs, et cependant sans aucune réclamation légalement constatée de leur part, pourront être jouées sur ces mêmes théâtres sans aucune rétribution pour les auteurs.

Art. 2.

Les conventions faites avant le décret du 13 janvier 1791, entre les auteurs et les directeurs de spectacle, seront exécutées.

Art. 3.

Les règlements et arrêts du Conseil, qui avaient été faits pour les théâtres de Paris, ayant été abrogés par le décret du 13 janvier, et ayant donné lieu, à cette époque, à divers traités entre les théâtres de Paris et les auteurs, ces traités seront suivis dans toute l'étendue de leurs dispositions; en conséquence, nul autre théâtre de Paris, que celui ou ceux auxquels l'auteur ou ses ayants-cause auront permis la représentation de ses pièces, ne pourront les jouer, sous les peines de la loi.

Art. 4.

Pour prévenir toutes réclamations à l'avenir, les auteurs seront tenus, en vendant leurs pièces aux imprimeurs ou aux graveurs, de stipuler formellement la réserve qu'ils entendront faire de leurs droits de faire représenter lesdites pièces.

Art. 5.

Le traité portant ladite réserve sera déposé chez un notaire, et imprimé à la tête de la pièce.

Art. 6.

En conséquence de cette réserve, aucun spectacle ne pourra jouer lesdites pièces imprimées qu'en vertu d'un consentement écrit et signé par l'auteur.

Art. 7.

Les spectacles qui contreviendront au précédent article encourront la peine de la confiscation du produit total des représentations.

Art. 8.

La réserve faite en vertu de l'article 4 n'aura d'effet que pour dix ans; au bout de ce temps, toutes pièces imprimées ou gravées seront librement jouées par tous les spectacles.

Art. 9.

L'Assemblée nationale n'entend rien préjuger sur les décrets ou règlements de police qu'elle pourra donner dans le Code de l'instruction publique, sous le rapport de l'influence des théâtres sur les mœurs ou les beaux-arts.

Art. 10.

Elle déroge aux décrets antérieurs, en tout ce qui n'est pas conforme au présent décret.

Cette loi qui spoliait l'auteur de son vivant, qui confondait au hasard la publication en librairie et la représentation, leur accordant presque les mêmes effets, comme si ce n'était pas deux moyens différents d'exploiter un même bien, ne fut pas longtemps en vigueur : nous ne l'avons rapportée en entier que pour signaler l'embarras du législateur en face de la question.

CHAPITRE X

LOI FONDAMENTALE DE LA PROPRIÉTÉ LITTÉRAIRE. — FIXATION DE LA DURÉE DU DROIT A 10 ANNÉES.

Jusqu'alors les lois en cette matière avaient été occasionnelles et spéciales; la production dramatique avait seule fait l'objet de textes précis; la propriété de l'œuvre d'art en général fut réglementée par la loi du 19-24 juillet 1793.

Décret relatif aux droits de propriété des auteurs d'écrits en tous genres, des compositeurs de musique, des peintres et des dessinateurs, du 19-24 juillet 1793.

La Convention nationale,

Après avoir entendu son Comité d'instruction publique,

Décrète ce qui suit :

Art. 1er.

Les auteurs d'écrits en tout genre, les compositeurs de musique, les peintres et dessinateurs, qui feront graver des tableaux ou dessins, jouiront, durant leur vie entière, du droit exclusif de vendre, faire vendre, distribuer leurs ouvrages dans le territoire de la République, et d'en céder la propriété en tout ou en partie.

Art. 2.

Leurs héritiers ou cessionnaires jouiront du même droit durant l'espace de dix ans après la mort des auteurs.

Art. 3.

Les officiers de paix seront tenus de faire confisquer, à la réquisition et au profit des auteurs, compositeurs, peintres ou dessinateurs et autres, leurs héritiers et cessionnaires, tous les exemplaires des éditions imprimées ou gravées sans la permission formelle et par écrit des auteurs.

Art. 4.

Tout contrefacteur sera tenu de payer au véritable propriétaire une somme équivalente au prix de trois mille exemplaires de l'édition originale.

Art. 5.

Tout débitant d'édition contrefaite, s'il n'est pas reconnu contrefacteur, sera tenu de payer au véritable propriétaire une somme équivalente au prix de cinq cents exemplaires de l'édition originale.

Art. 6.

Tout citoyen qui mettra au jour un ouvrage, soit de littérature ou de gravure, dans quelque genre que ce soit, sera obligé d'en déposer deux exemplaires à la Bibliothèque nationale ou au Cabinet des estampes de la République, dont il recevra un reçu signé par le bibliothécaire; faute de quoi il ne pourra être admis en justice pour la poursuite des contrefacteurs.

Art. 7.

Les héritiers de l'auteur d'un ouvrage de littérature ou gravure, ou de toute autre production de l'esprit ou du génie qui appartiennent aux beaux-arts, en auront la propriété exclusive pendant dix années.

CHAPITRE XI

DE L'OUBLI DES AUTEURS DRAMATIQUES
DANS LA LOI FONDAMENTALE

Par une bizarrerie comme l'on en rencontre à chaque pas dans l'étude des textes qui régissent le droit des auteurs, les auteurs dramatiques, qui avaient les premiers attiré l'attention du législateur, étaient oubliés dans la nouvelle loi, car on ne peut qualifier autrement le silence gardé à leur égard. L'omission fut bientôt réparée par le

décret du 3 septembre 1793 et les deux décrets
de 1791 ayant ainsi perdu toutes les dispositions
civiles qui y étaient contenues, ne conservèrent
plus que le caractère des lois de police et de
sûreté.

**Décret qui rapporte le décret du 30 août 1792,
relatif aux ouvrages dramatiques, et ordonne
l'exécution de ceux des 13 janvier 1791 et
19 juillet 1793.**

La Convention nationale, voulant assurer aux auteurs
dramatiques la propriété de leurs ouvrages, leur garantir
les moyens d'en disposer avec une égale liberté par la
voie de l'impression et par celle de la représentation, et
faire cesser à cet égard, entre les théâtres de Paris et
ceux des départements, une différence aussi absurde que
contraire aux principes de l'égalité;

Décrète ce qui suit :

Art. 1er.

La Convention nationale rapporte la loi du 30 août 1792,
relative aux ouvrages dramatiques.

Art. 2.

Les lois des 13 janvier et 19 juillet 1793 seront exécutées dans toutes leurs dispositions.

Art. 3.

La police des spectacles continuera d'appartenir exclusivement aux municipalités. Ses entrepreneurs ou asso-

ciés seront tenus d'avoir un registre dans lequel ils inscriront et feront viser par l'officier de police de service à chaque représentation, les pièces qui seront jouées, pour constater le nombre de représentations de chacune.

CHAPITRE XII

DU PRINCIPE DE LA LOI FONDAMENTALE

Négligeant les deux décrets de 1791 qui, du reste, n'ont pas un suffisant caractère de généralité, c'est la loi du 19 juillet 1793, complétée par celle du 3 septembre suivant, que l'on prit pour point de départ de la législation du droit des auteurs. C'est d'elle, et en s'appuyant sur les principes qu'elle avait proclamés, que furent tirées toutes les lois subséquentes. L'erreur de la conception première s'est sans cesse reproduite et s'est perpétuée jusqu'à ce jour. Nous allons tâcher de déterminer quelle fut l'idée précise des rédacteurs primitifs.

La faute initiale, c'est d'avoir voulu réglementer le droit de l'auteur sans avoir étudié l'objet auquel il s'appliquait, c'est-à-dire l'œuvre exécutée et devenue une forme spéciale de la richesse. On considérera donc que, tant qu'elle n'avait pas été

publiée, elle était susceptible de propriété particulière, exclusive et privative et que la publication, c'est-à-dire la communication qui en était
faite aux autres hommes, constituait à leur profit
une aliénation définitive et dépossédait le propriétaire primitif, créateur et premier occupant. La
conclusion en eût été que l'auteur, ne pouvant
tirer de son œuvre un bénéfice matériel tant
qu'elle était inédite, ne le pouvait pas davantage
quand elle avait été publiée, puisqu'elle cessait
de lui appartenir.

« L'impression, avait dit Lakanal, rapporteur
« du projet de loi, peut d'autant moins faire des
« productions d'un écrivain une propriété pu-
« blique, dans le sens où les corsaires littéraires
« l'entendent, que l'exercice utile de la propriété
« de l'auteur ne pouvant se faire que par ce
« moyen, il s'ensuivrait qu'il ne pourrait en user
« sans la perdre à l'instant même. »

La publication d'une œuvre ne constitue pas
une aliénation, mais seulement un démembrement partiel du droit de propriété; c'est la mise
en valeur d'une richesse déterminée ; c'est l'acte
qui donne naissance à l'exercice utile de la propriété, l'œuvre inédite étant un bien improductif
semblable à une pièce de terre qui n'est pas cultivée.

Les conséquences de la conception première

étant trop rigoureuses, on accorda à l'auteur, sur son œuvre, un droit temporaire, transmissible à ses héritiers, destiné à rémunérer son travail, et c'est en partant de ce principe que l'on a pu dire que l'écrivain n'avait des droits que parce que la loi lui en concédait. Or, le bénéfice matériel qui résulte de l'exploitation d'un livre n'est pas seulement la rémunération de l'auteur, c'est surtout le prix des fruits d'un capital primitif; le droit à ce prix est d'autant plus sacré et imprescriptible qu'il dérive à la fois de la possession et du travail. Avec les lois actuelles, l'auteur n'est pas un artisan mal rémunéré, mais un propriétaire dépouillé.

En définitive, l'examen des textes spéciaux amène à cette conclusion : le public a sur l'œuvre un droit temporairement démembré au profit de l'auteur, alors qu'il faut dire que c'est l'auteur qui a sur l'œuvre un droit partiellement démembré au profit du public. Actuellement, aucun des deux intéressés ne reçoit une satisfaction absolue; le droit du public peut se trouver annihilé par la volonté de l'auteur, alors que le droit de ce dernier est appelé à s'éteindre.

CHAPITRE XIII

D'UN ESSAI D'APPLICATION DE LA LOI DE 1793
A TOUTES LES ŒUVRES D'ART

La généralité de la loi de 1793 ne fait qu'en souligner la bizarrerie, et son examen ne fait qu'accentuer les contradictions qui s'y trouvent. Elle assimile l'écrivain et le musicien au peintre et au dessinateur, confondant l'œuvre écrite et l'œuvre plastique.

Mais un tableau, un dessin, une statue ont une valeur absolue du jour de leur achèvement. L'artiste peut aussitôt en tirer parti et la reproduction n'est pas une condition essentielle et indispensable de leur existence commerciale. Ces œuvres d'art constituent un capital mobilier, dont la valeur représentative est le prix de vente de l'original. C'est sous cette forme que l'artiste touche l'équivalent de la richesse créée par lui.

Un tableau, une statue, un dessin peuvent être copiés ou reproduits, mais ces copies et ces reproductions ont une valeur beaucoup moindre. Au contraire, tous les exemplaires d'un livre, du moment qu'ils sont du même format, ont la même valeur. Certains amateurs peuvent rechercher certaines éditions déterminées ; mais, dans cette préférence, le mérite intrinsèque de l'ouvrage n'est le plus souvent pour rien ; le livre est immatériel et n'est matérialisé que pour la commodité du lecteur.

On peut concevoir qu'un tableau ou une statue ne soient jamais reproduits, cette absence de reproduction contribuera même à augmenter la valeur de l'œuvre originale. L'art du peintre et du sculpteur est tout extérieur ; il s'adresse bien à l'esprit, mais surtout à la vue ; le produit en est un meuble, tombant sous l'application des sens, dont la rareté ne fait qu'augmenter le prix. Il ne serait pas juste de borner le droit de l'artiste à l'original ; et il peut prétendre aussi au produit des reproductions ; mais une limitation à cette faculté ne constitue ni une spoliation ni une expropriation complète ; l'original reste et il en a la propriété absolue.

Au contraire, pour l'œuvre écrite, il n'y a pas d'original. Le manuscrit n'est qu'un ensemble de signes conventionnels destinés à manifester aux autres hommes la conception de l'auteur, de sorte que la reproduction, ou plus exactement la publication, est une condition indispensable de l'existence commerciale de l'œuvre littéraire. Elle existe bien sans cela ; mais c'est seulement par ce fait qu'elle se signale extérieurement, qu'elle devient une richesse circulante.

Un tableau et une statue sont faits pour être contemplés ; leur but est atteint du jour où ils sont achevés. Un livre est fait pour être lu ; l'auteur, à la vérité, pourra en communiquer le manuscrit aux uns et aux autres ; mais c'est un moyen de diffusion assez limité et imparfait. Il ne jouira des revenus du capital créé par lui qu'au moyen de la publication.

CHAPITRE XIV

DES ŒUVRES POSTHUMES

La loi de 1793 semblait ne s'occuper que des ouvrages publiés du vivant de l'auteur et l'application littérale aurait eu pour résultat la dépossession immédiate pour une œuvre publiée plus de dix ans après sa mort. Sans être précisément une entrave à l'apparition d'ouvrages d'auteurs disparus, cette application n'encourageait nullement les détenteurs à la publication des œuvres inédites pouvant être en leur possession, puisqu'il n'en devait résulter pour eux aucun profit matériel. C'est pour obvier à cet inconvénient que fut rendu le décret du 1er germinal an XIII.

Décret concernant les droits des propriétaires d'ouvrages posthumes.

Napoléon, Empereur des Français,

Vu les lois sur les propriétés littéraires,

Considérant qu'elles déclarent propriétés publiques les ouvrages des auteurs morts depuis plus de dix ans ;

Que les dépositaires, acquéreurs, héritiers ou propriétaires des ouvrages posthumes d'auteurs morts depuis plus de dix ans hésitent à publier ces ouvrages, dans la crainte de s'en voir contester la propriété exclusive, et dans l'incertitude de la durée de cette propriété ;

Que l'ouvrage inédit est comme l'ouvrage qui n'existe pas, et que celui qui publie a les droits de l'auteur décédé, et doit en jouir pendant sa vie ;

Que cependant, s'il réimprimait en même temps, et dans une seule édition, avec les œuvres posthumes, les ouvrages déjà publiés du même auteur, il en résulterait en sa faveur une espèce de privilège pour la vente d'ouvrages devenus propriété publique ;

Décrète ce qui suit :

Art. 1er.

Les propriétaires, par succession ou à autre titre, d'un ouvrage posthume, ont les mêmes droits que l'auteur, et les dispositions des lois sur la propriété exclusive des auteurs et sur sa durée leur sont applicables, toutefois à la charge d'imprimer séparément les œuvres posthumes, et sans les joindre à une nouvelle édition des ouvrages déjà publiés et devenus propriété publique.

La qualification de ce décret et le contenu de ses considérants sont bien conformes à la conception qui avait présidé à la loi de 1793. L'œuvre inédite est la propriété de l'auteur, mais pourquoi avoir ajouté que l'ouvrage inédit est comme l'ouvrage qui n'existe pas, et comment concilier ces deux propositions?

Il est inexact de dire que le livre non publié n'ait pas d'existence; il en a une à compter du jour de son achèvement. Le droit de l'écrivain est né au moment où il a inscrit le mot *fin* au bas de son manuscrit, comme il est né pour l'acquéreur d'un immeuble au moment où il a apposé sa signature au bas du contrat de vente. L'un et l'autre peuvent laisser leur bien improductif aussi longtemps qu'ils voudront. L'un peut modifier son livre, l'autre changer la destination de son immeuble, construire une maison où il y avait un champ de blé, semer du blé où s'élevait une maison. Le droit de propriété n'en subsiste pas moins.

Cela est tellement vrai que le décret de germinal an XIII est inapplicable à l'œuvre du peintre et du sculpteur qui existe bien qu'inédite, et, si elle n'a pas été reproduite, c'est seulement parce que le propriétaire, pour une raison ou pour une autre, a négligé d'exercer un de ses droits.

CHAPITRE XV

OUBLI DES AUTEURS DRAMATIQUES DANS LA LOI DE GERMINAL AN XIII

Comme si tout décret rendu sur le droit des auteurs devait fatalement être incomplet, le décret de germinal passait sous silence les auteurs dramatiques. Peut-être était-il dans l'esprit du législateur qu'il leur fût commun ; quoi qu'il en soit, les dispositions leur en furent étendues accessoirement par le décret du 8 juin 1806.

Décret concernant les théâtres.

TITRE PREMIER

DES THÉÂTRES DE LA CAPITALE

Art. 1er.

Aucun théâtre ne pourra s'établir dans la capitale sans notre autorisation spéciale, sur le rapport qui nous en sera fait par notre ministre de l'intérieur.

Art. 2, 3 et 4.

Les répertoires de l'Opéra, de la Comédie-Française et de l'Opéra-Comique, seront arrêtés par le ministre de l'Intérieur ; et nul autre ne pourra représenter, à Paris, des pièces comprises dans les répertoires de ces trois grands théâtres, sans leur autorisation, et sans leur payer une rétribution qui sera réglée de gré à gré, et avec l'autorisation du Ministre.

Art. 5.

Le ministre de l'Intérieur pourra assigner à chaque théâtre un genre de spectacle dans lequel il sera tenu de se renfermer.

Art. 6.

TITRE II

THÉATRES DES DÉPARTEMENTS

Art. 7, 8 et 9.

TITRE III

DES AUTEURS

Art. 10.

Les auteurs et les entrepreneurs seront libres de déterminer entre eux, par des conventions mutuelles, les rétributions dues au premier par somme fixe ou autrement.

Art. 11.

Les autorités locales veilleront strictement à l'exécution de ces conventions.

Art. 12.

Les propriétaires d'ouvrages dramatiques posthumes ont les mêmes droits que l'auteur, et les dispositions sur la propriété des auteurs et sa durée leur sont applicables, ainsi qu'il est dit au décret du 1er Germinal an XIII.

Sans toucher au fond même de la question, ce décret constituait de nouvelles entraves à la libre exploitation de l'œuvre littéraire en soumettant l'auteur à l'entrepreneur. Dans son article 4, il consacrait même une véritable expropriation du premier au profit du second, en soumettant les théâtres ordinaires à une redevance au profit des théâtres classés en cas de représentation d'une œuvre faisant partie du répertoire de ces derniers qu'elle fût ou non tombée dans le domaine public. L'Opéra, la Comédie-Française et l'Opéra-Comique devenaient ainsi les seuls propriétaires de l'ouvrage.

CHAPITRE XVI

DÉCRET DU 5 FÉVRIER 1810.
EXTENSION DU DROIT A VINGT ANS

C'est encore un décret de l'ordre administratif qui, quelques années plus tard, vient modifier, mais toujours accessoirement et par occasion, le droit de l'auteur.

Décret contenant règlement sur l'imprimerie et la librairie du 5 février 1810.

TITRE PREMIER

Art. 1er.

Il y aura un directeur général chargé, sous les ordres de notre ministre de l'Intérieur, de tout ce qui est relatif à l'imprimerie et à la librairie.

Art. 2.

TITRE II

DE LA PROFESSION D'IMPRIMEUR

Art. 3.

A dater du 1er janvier 1811, le nombre des imprimeurs dans chaque département sera fixé, et celui des imprimeurs à Paris sera réduit à soixante.

Art. 4 et 5.

Les imprimeurs seront brevetés et assermentés.

Art. 6, 7, 8 et 9.

TITRE III

DE LA POLICE DE L'IMPRIMERIE

Section I

De la garantie de l'Administration.

Art. 10.

Il est défendu de rien imprimer ou faire imprimer qui puisse porter atteinte aux devoirs des sujets envers le souverain, et à l'intérêt de l'État. Les contrevenants seront traduits devant nos tribunaux, et punis conformément au Code pénal, sans préjudice du droit qu'aura notre ministre de l'Intérieur, sur le rapport du directeur général, de retirer le brevet à tout imprimeur qui aura été pris en contravention.

Art. 11.

Chaque imprimeur sera tenu d'avoir un livre coté et paraphé par le préfet du département, où il inscrira, par ordre de date, le titre de chaque ouvrage qu'il voudra imprimer, et le nom de l'auteur s'il lui est connu. Ce livre sera représenté à toute requisition, et visé, s'il est jugé convenable, par tout officier de police.

Art. 12 et 13.

Le directeur général pourra ordonner, si bon lui semble, la communication de l'ouvrage, et surseoir à l'impression.

Art. 14.

Lorsque le directeur général aura sursis à l'impression d'un ouvrage, il l'enverra à un censeur choisi parmi ceux que nous nommerons pour remplir cette fonction, sur l'avis du directeur général et la proposition de notre ministre de l'Intérieur.

Art. 15 et 16.

Sur le rapport du censeur, le directeur général pourra indiquer à l'auteur les changements ou suppressions jugés convenables, et, sur son refus de le faire, défendre la vente de l'ouvrage, faire rompre les formes et saisir les feuilles ou exemplaires déjà imprimés.

Art. 17.

En cas de réclamation de l'auteur, elle sera adressée à notre ministre de l'Intérieur, et il sera procédé à un nouvel examen.

Art. 18.

Un nouveau censeur en sera chargé; il rendra compte au directeur général, lequel, assisté du nombre de censeurs qu'il jugera à propos de s'adjoindre, décidera définitivement.

Art. 19.

Lorsque le directeur général jugera qu'un ouvrage qu'on se propose d'imprimer intéresse quelque partie du service public, il en préviendra le Ministre du département auquel l'objet de cet ouvrage sera relatif; et, sur la demande de ce Ministre, il en ordonnera l'examen.

Art. 20.

Si nos Ministres sont informés, autrement que par le directeur général, qu'un auteur ou imprimeur se propose d'imprimer un ouvrage qui intéresse quelque partie de leurs attributions, et qui doive être soumis à l'examen, ils requerront le directeur général d'ordonner qu'il soit examiné.

Le résultat de cet examen sera communiqué au Ministre du département; et, en cas de diversité d'opinions, il nous en sera rendu compte par notre ministre de l'Intérieur.

Section II

Art. 21.

Tour auteur ou imprimeur pourra, avant l'impression,

soumettre à l'examen l'ouvrage qu'il veut imprimer ou faire imprimer, il lui en sera donné un récépissé, à Paris, au secrétariat du directeur général, et dans les départements, au secrétariat de la préfecture.

Art. 22.

Section III

Dispositions relatives à l'exécution des deux sections précédentes.

Art. 23.

Lorsque le directeur général pensera qu'il n'y a pas lieu à examiner un ouvrage, et qu'aucun de nos Ministres n'en aura provoqué l'examen, le directeur général enverra un récépissé de la feuille de transcription du registre de l'imprimeur; et il pourra être donné suite à l'impression.

Art. 24.

Lorsque l'ouvrage que l'imprimeur aura déclaré vouloir imprimer aura été examiné, soit d'office, soit sur la demande d'un de nos Ministres, soit d'après un sursis ordonné par le Ministre de la police, et les préfets dans leur départements, soit enfin sur la demande de l'auteur, et qu'il n'y aura rien été trouvé de contraire aux dispositions de l'article 1er, il en sera dressé procès-verbal par le censeur qui paraphera l'ouvrage, et copie du procès-verbal, visée par le directeur général, sera transmise, selon le cas, à l'auteur ou à l'imprimeur.

Art. 25.

Si le directeur général, sur l'avis du censeur, a déclaré qu'il y a lieu à des changements ou suppressions, il en sera fait mention audit procès-verbal, et l'auteur ou l'imprimeur seront tenus de s'y conformer.

Art. 26.

La vente et circulation de tout ouvrage dont l'auteur ou éditeur ne pourra représenter un tel procès-verbal, pourront être suspendues ou prohibées, en vertu d'une décision de notre Ministre de la police, ou de notre directeur de l'imprimerie; ou des préfets, chacun dans leur département, et, en ce cas, les éditions ou exemplaires pourront être saisis ou confisqués entre les mains de tout imprimeur ou libraire.

Art. 27.

La vente et circulation de tout ouvrage dont l'auteur, éditeur ou imprimeur pourra représenter le procès-verbal dont il est parlé à l'article 24, ne pourront être suspendues, et les exemplaires provisoirement mis sous séquestre, que par notre Ministre de la police.

En ce cas, et dans les vingt-quatre heures, notre Ministre de la police transmettra à la Commission du contentieux de notre Conseil d'État, un exemplaire dudit ouvrage, avec l'exposé des motifs qui l'ont déterminé à en ordonner la suspension.

Art. 28.

TITRE IV

DES LIBRAIRES

Art. 29, 30, 31, 32, 33.

TITRE V

DES LIVRES IMPRIMÉS A L'ÉTRANGER

Art. 34, 35, 36, 37, 38.

TITRE VI

DE LA PROPRIÉTÉ ET DE LA GARANTIE

Art. 39.

Le droit de propriété est garanti à l'auteur et à sa veuve pendant leur vie, si les conventions matrimoniales de celle-ci lui en donnent le droit, et à leurs enfants pendant vingt ans.

Art. 40.

Les auteurs, soit nationaux, soit étrangers, de tout ouvrage imprimé ou gravé, peuvent céder leur droit à un imprimeur ou libraire, ou à toute autre personne, qui est alors substituée en leur lieu et place pour eux et leurs ayants-cause, comme il est dit à l'article précédent.

TITRE VII

Section I

Des délits en matières de librairie.

Art. 41, 42, 43 et 44.

Section II

Du mode de constater les délits et contraventions.

Art. 45, 46 et 47.

TITRE VIII

DISPOSITIONS DIVERSES

Art. 48.

Chaque imprimeur sera tenu de déposer à la préfecture de son département, et, à Paris, à la préfecture de police, cinq exemplaires de chaque ouvrage, savoir :

Un pour la Bibliothèque impériale, un pour le ministre de l'Intérieur, un pour la bibliothèque de notre Conseil d'État, un pour le directeur général de la librairie.

Nous avons fait à ce décret de nombreux emprunts, pour bien montrer à quel point il est spécial et le peu de place qu'y tient le droit des auteurs. Il est facile de voir que la principale préoccupation du gouvernement d'alors était la liberté de la presse et la surveillance de l'expression de la pensée sous les diverses formes où elles pouvaient se produire.

Ce décret n'est pas sans analogie avec ceux de 1777. On sent chez le législateur le même besoin de surveiller et au besoin diriger les manifestations de l'opinion publique. Ce sont les mêmes entraves, les mêmes prescriptions minutieuses. La rigueur s'en augmente encore, car le bon plaisir cherche à se dissimuler sous la loi. Mais les décrets de 1777, tout en soumettant les écrivains à des obligations à peu près semblables, donnaient au moins une absolue satisfaction à leurs intérêts matériels et il est probable que les dispositions en eussent été reproduites si le chemin n'avait pas été tracé au législateur par la loi de 1793.

CHAPITRE XVII

DES DROITS SPÉCIAUX DU SURVIVANT DES ÉPOUX

C'est dans le décret de 1810 que nous trouvons pour la première fois une innovation qui constitue une atteinte aux principes généraux du droit civil et de la dévolution successorale telle qu'elle est réglée par le Code et notamment par les articles 731 et 732.

« Les successions sont déférées aux enfants
« et descendants du défunt, à ses ascendants et
« à ses parents collatéraux dans l'ordre et sui-
« vant les règles ci-après déterminées.

« La loi ne considère ni la nature ni l'origine
« des biens pour en régler la succession. »

Que faisait le nouveau décret, sinon créer une succession spéciale?

La veuve, si les conventions matrimoniales lui en donnaient la faculté, bénéficiait d'une situation privilégiée et jouissait du droit pendant toute sa vie. Nous savons tous les arguments de sentiment qui ont été employés pour justifier cette faveur contraire aux principes du Code, qui, pendant longtemps, n'accordait à l'époux survivant aucun droit sur la succession du prédécédé; mais en la soumettant aux conventions matrimoniales on en limitait singulièrement l'étendue. La femme, mariée sous le régime dotal ou séparée de biens, soit judiciairement, soit contractuellement, n'y était pas appelée; ses titres moraux étaient pourtant aussi évidents et aussi puissants que ceux de la femme commune en biens.

La loi ne parlait que de la veuve et ne s'inquiétait pas du veuf de la femme auteur, oubli singulier, car si, en 1810, on ne prévoyait ni George Sand, ni Loïsa Puget, ni Mme Desbordes-Valmore, on n'ignorait pas les noms de Mme Deshoulières et de Mme de Staël. Ajoutons que la jurisprudence se fixa vite et fit bénéficier le mari de ces dispositions.

CHAPITRE XVIII

DE LA DIFFÉRENCE ENTRE LES HÉRITIERS ET LES CESSIONNAIRES

De l'application stricte du décret naissait aussi une distinction entre les différentes catégories d'héritiers. Il n'y était question que des enfants, de sorte que les ascendants et les collatéraux ne recueillaient plus qu'un droit décennal qui pouvait se trouver annihilé si la veuve survivait plus de dix ans à son mari.

On en vint même à conclure que les petits-enfants restaient soumis à la loi de 1793 lorsqu'ils recueillaient directement la succession de leur aïeul, alors que s'ils eussent recueilli la succession de leur père ayant lui-même survécu un an à son père, ils auraient eu un droit de dix-neuf ans.

L'article 40 laissait à l'auteur la faculté de céder son droit à un tiers, mais dans des conditions singulièrement délicates et prêtant à la critique. La durée du droit d'un auteur est toujours incertaine étant soumise à celle de sa vie; mais cette incertitude s'augmentait de l'incertitude de la vie de sa veuve ou du degré de parenté de ses héritiers.

Un écrivain, cédant son droit d'une manière absolue et mourant célibataire dix ans après la cession, eut transmis une jouissance de vingt ans; un autre écrivain, mourant également dix ans après la cession mais laissant des enfants et une veuve survivant vingt ans, eut transmis un droit de cinquante ans.

L'incertitude apportait une entrave à la libre disposition et elle soumettait surtout l'auteur pauvre aux exigences d'un acquéreur rapace qui ne manquait pas d'offrir un prix calculé d'après la moindre durée.

On voit quelles conséquences fâcheuses et injustes pouvait avoir l'application stricte du décret de 1810; c'est bien à tort que le droit de l'écrivain y avait reçu le qualificatif de propriété. En fait, le résultat en était, non pas un droit sur la chose elle-même, mais un droit résultant de la qualité de la personne à laquelle il s'appliquait. C'était la substitution d'un droit personnel à un droit réel; la propriété littéraire ne se transmettait pas par succession; la qualité de parent de l'auteur à un degré quelconque y donnait seulement une vocation. C'était et c'est encore un privilège sous une autre forme; le propriétaire tire son droit d'une disposition de la loi au lieu de le tirer de la chose elle-même.

CHAPITRE XIX

DES DISPOSITIONS DU CODE PÉNAL RELATIVES AU DROIT DES AUTEURS

Concurremment avec le décret de 1810 s'élaborait le Code pénal, dont la rédaction mettait encore en question le droit des auteurs, mais d'une façon très superficielle, et sans que le fond de la question y fut abordé. Voici les articles qui y sont relatifs :

Code pénal

LIVRE TROISIÈME

DES CRIMES, DES DÉLITS ET DE LEUR PUNITION

TITRE DEUXIÈME

CRIMES ET DÉLITS CONTRE LES PARTICULIERS

CHAPITRE II

Crimes et délits contre les propriétés. — Violation des règlements relatifs aux Manufactures, au Commerce et aux Arts.

Art. 425. — Toute édition d'écrits, de composition musicale, de dessin, de peinture ou de toute autre production, imprimée ou gravée en entier ou en partie, au mépris des lois et règlements relatifs à la propriété des auteurs, est une contrefaçon ; et toute contrefaçon est un délit.

Art. 426. — Le débit d'ouvrage contrefait, l'introduction sur le territoire français d'ouvrages qui, après avoir été imprimés en France, ont été contrefaits chez l'étranger, sont un délit de la même espèce.

Art. 427. — La peine contre le contrefacteur ou contre l'introducteur sera une amende de cent francs au moins et de deux mille francs au plus ; et contre le débitant, une amende de vingt-cinq francs au moins et de cinq cents francs au plus.

La confiscation de l'édition contrefaite sera prononcée tant contre le contrefacteur que contre l'introducteur et le débitant.

Art. 428. — Tout directeur, tout entrepreneur de spectacle, toute association d'artistes, qui aura fait représenter sur son théâtre des ouvrages dramatiques au mépris des lois et règlements relatifs à la propriété des auteurs, sera puni d'une amende de cinquante francs au moins, de cinq cents francs au plus, et de la confiscation des recettes.

Art. 429. — Dans les cas prévus par les quatre articles précédents, le produit des confiscations, ou les recettes confisquées, seront remis au propriétaire, pour l'indemniser d'autant du préjudice qu'il aura souffert; le surplus de son indemnité, ou l'entière indemnité, s'il n'y a eu ni vente d'objets confisqués, ni saisie de recettes, sera réglé par les voies ordinaires.

CHAPITRE XX

SINGULIER AVIS DU CONSEIL D'ÉTAT

Le décret de 1810, n'ayant statué que sur les œuvres imprimées et destinées à la lecture, on se demanda si les dispositions ne devaient pas en être étendues aux auteurs dramatiques; la question fut portée devant le Conseil d'État qui émit l'avis suivant du 23 août 1811.

AVIS DU CONSEIL D'ÉTAT

PORTANT QUE LE DÉCRET DU 5 FÉVRIER 1810 N'A RIEN INNOVÉ
QUANT AUX DROITS DES AUTEURS DRAMATIQUES ET DES COM-
POSITEURS DE MUSIQUE.

Le Conseil d'État qui, d'après le renvoi ordonné par
Sa Majesté, a entendu le rapport de la section de l'Intérieur sur celui du ministre de ce département, relativement à la question de savoir si les dispositions du décret
du 5 février 1810, articles 39 et 40, sont applicables aux
auteurs d'ouvrages dramatiques.

Est d'avis que le décret n'a rien innové quant aux
droits des auteurs des ouvrages dramatiques et des compositeurs de musique, et que ces droits doivent être réglés conformément aux lois existantes antérieurement
audit décret du 5 février, et que le présent avis soit in-
séré au Bulletin des Lois.

On a essayé d'expliquer cette singulière décision en disant que le Conseil d'État avait voulu
établir une distinction entre deux droits distincts, celui de publication et celui de représentation, le premier soumis aux lois communes à tous
les auteurs, le second aux lois spéciales à la production dramatique. C'est une bien subtile distinction, et il est plus simple de dire que le Conseil d'État indécis encore sur la nature du droit
de l'auteur et ne voulant pas prendre parti dans
la question, s'est contenté d'appliquer littérale-
ment le texte. C'est en ce sens que s'est établie
la jurisprudence.

CHAPITRE XXI

LA COMÉDIE-FRANÇAISE ET LE DÉCRET DE MOSCOU

Quelques mois plus tard, Napoléon, qui employait les loisirs que lui laissait la campagne de Russie à réglementer la Comédie-Française, rendait, à la lueur de l'incendie du Kremlin, le fameux décret connu sous le nom de décret de Moscou.

On a tant parlé de ce fameux décret, on en parle si souvent encore, sans en bien connaître les dispositions que nous allons en rapporter le texte complet. Bien qu'il n'y soit question du droit des auteurs que d'une façon assez accessoire, il offre pourtant pour eux un grand intérêt, il leur importe de savoir comment est dirigée cette célèbre institution qu'ils entrevoient dans leurs rêves et comment est organisé ce ténébreux Comité contre lequel certains ont proféré tant de blasphèmes.

Il ne faudrait pas croire que le décret de Moscou ait organisé la Comédie-Française de toutes pièces et telle qu'elle existe actuellement. Depuis longtemps les comédiens avaient fort bien su défendre leurs intérêts matériels, trop bien même, si l'on en croit les revendications de Beaumarchais. Du temps de Molière, il y avait déjà des sociétaires.

Le véritable texte fondamental de l'organisation du Théâtre-Français, c'est l'acte de société d'entre les comédiens français reçu par Mᵉ Hua, notaire à Paris, le 27 germinal an XII. Le décret de Moscou n'a fait que lui donner une consécration officielle. Il en est directement inspiré. Son grand tort, c'est d'avoir donné force de loi à un simple acte ayant pour but de régler certains intérêts privés et qui, suffisant en lui-même, ne méritait pas cet excès d'honneur.

Décret impérial sur la surveillance, l'organisation, l'administration, la comptabilité, la police et discipline du Théâtre-Français.

Au quartier Impérial de Moscou, le 15 octobre 1812

NAPOLÉON, etc.,

Sur le rapport de notre Ministre de l'Intérieur;
Notre Conseil d'État entendu,

Nous avons décrété et décrétons ce qui suit :

TITRE Ier

DE LA DIRECTION ET SURVEILLANCE DU THÉATRE-FRANÇAIS

Art. 1er

Le Théâtre-Français continuera d'être placé sous la surveillance et la direction du surintendant de nos spectacles.

Art. 2.

Un commissaire impérial, nommé par nous, sera chargé de transmettre aux comédiens les ordres du surintendant. Il surveillera toutes les parties de l'Administration et de la comptabilité.

Art. 3.

Il sera chargé, sous sa responsabilité, de faire exécuter, dans toutes leurs dispositions, les règlements et les ordres de service du surintendant.

A cet effet, il donnera personnellement tous les ordres nécessaires.

Art. 4.

En cas d'inexécution ou de violation des règlements, il en dressera procès-verbal, et le remettra au surintendant.

TITRE II

DE L'ASSOCIATION DU TRÉATRE-FRANÇAIS

Section Ire

De la division en parts

Art. 5.

Les comédiens de notre Théâtre-Français continueront d'être réunis en Société, laquelle sera administrée selon les règles ci-après.

Art. 6.

Le produit des recettes, tous les frais et dépenses prélevés, sera divisé en vingt-quatre parts.

Art. 7.

Une de ces parts sera mise en réserve : pour être affectée, par le surintendant, aux besoins imprévus ; si elle n'est pas employée en entier, le surplus sera distribué à la fin de l'année entre les sociétaires.

Art. 8.

Une demi-part sera mise en réserve pour augmenter le fonds des pensions de la Société.

Art. 9.

Une demi-part sera employée annuellement en décorations, ameublements, costumes du magasin, réparations des loges et entretien de la salle, d'après les ordres du surintendant. Les réserves ordonnées par les articles 7, 8 et 9 n'auront lieu que successivement et à mesure des vacances.

Art. 10.

Les vingt-deux parts restantes continueront d'être réparties entre les comédiens sociétaires, depuis un huitième de part jusqu'à une part entière, qui sera le maximum.

Art. 11.

Les parts ou portions de parts vacantes seront accordées ou distribuées par le surintendant de nos spectacles.

Section II
Des Pensions et Retraites

I

DU TEMPS NÉCESSAIRE POUR OBTENIR LA PENSION ET DE SA QUOTITÉ

Art. 12.

Tout sociétaire qui sera reçu, contractera l'engagement de jouer pendant vingt ans; et après **vingt** ans de services non interrompus, il pourra prendre sa retraite, à moins que le surintendant ne juge à propos de le retenir.

Les vingt ans dateront du jour des débuts, lorsqu'ils auront été immédiatement suivis de l'admission à l'essai et ensuite dans la Société.

Art. 13.

Le sociétaire qui se retirera après vingt ans, aura droit : 1° à une pension viagère de deux mille francs, sur les fonds affectés au Théâtre-Français par le décret du 13 messidor an X; 2° à une pension de pareille somme sur le fonds de la Société dont il est parlé à l'article 8.

Art. 14.

Si le surintendant juge convenable de prolonger le service d'un sociétaire au delà de vingt ans, il sera ajouté, quand il se retirera, cent francs de plus par an à chacune des pensions dont il est parlé à l'article précédent.

Art. 15.

Un sociétaire qu'un accident ayant pour cause immédiate le service de notre Théâtre-Français ou des théâtres de nos palais, obligerait de se retirer avant d'avoir accompli ses vingt ans, recevra en entier les pensions fixées par l'article 13.

Art. 16.

En cas d'incapacité de servir, provenant d'une autre cause que celle énoncée en l'article 15, le sociétaire pourra, même avant ses vingt ans de service, être mis en retraite par ordre du surintendant.

En ce cas, et s'il a plus de dix ans de service, il aura droit à une pension sur les fonds du Gouvernement, et une sur les fonds des sociétaires ; chacune de ces pensions sera de cent francs par année de service s'il était à part entière, de soixante-quinze francs s'il était à trois quarts de part, et ainsi dans la proportion de sa part dans les bénéfices de la Société.

Art. 17.

Si le sociétaire a moins de dix ans de service, le surintendant pourra nous proposer la pension qu'il croira convenable de lui accorder, selon les services rendus à la Société et la circonstance où il se trouvera.

Art. 18.

Toutes ces pensions seront accordées par décisions rendues en notre Conseil d'État, sur l'avis du Comité, comme il a été statué pour notre Académie impériale de Musique par notre décret du 20 janvier 1811.

II

DES MOYENS DE PAIEMENT DES PENSIONS

Art. 19.

Les pensions accordées sur le fonds de cent mille francs de rente accordé par nous à notre Théâtre-Français, seront acquittées tous les trois mois sur les fonds qui seront touchés à la caisse d'amortissement.

Art. 20.

En cas d'insuffisance, il y sera pourvu avec la part mise en réserve pour les besoins imprévus.

Art. 21.

Pour assurer le paiement des pensions accordées sur les fonds particuliers de la Société, il sera prélevé chaque année et mois par mois, sur la recette générale, une somme de cinquante mille francs.

Art. 22.

Cette somme sera versée entre les mains du notaire du Théâtre-Français, et placée par lui à mesure pour le compte de la Société, selon les règles prescrites par l'article 32.

Art. 23.

Aucun sociétaire ne peut aliéner ni engager la portion pour laquelle il contribue au fonds de cette rente.

Art. 24.

A la retraite de chaque sociétaire ou à son décès, le remboursement du capital de cette retenue sera fait à chaque sociétaire ou à ses héritiers, au prorata de ce qu'il y aura contribué.

Art. 25.

Tout sociétaire qui quittera le théâtre sans en avoir obtenu la permission du surintendant, perdra la somme pour laquelle il aura contribué, et n'aura droit à aucune pension.

Art. 26.

Jusqu'à ce qu'au moyen des dispositions ci-dessus, une rente de cinquante mille francs soit entièrement constituée, les pensions de la Société seront payées tant sur les intérêts des fonds mis en réserve, que sur les recettes générales de chaque mois.

Art. 27.

Quand la rente sera constituée, s'il y a de l'excédent après le paiement annuel des pensions, il en sera disposé pour l'avantage de la Société, avec l'autorisation du surintendant.

Section III

De la Retraite des Acteurs aux appointements et Employés.

Art. 28.

Après vingt ans ou plus de services non interrompus par un acteur ou une actrice aux appointements, après dix ans de service seulement en cas d'infirmités, enfin en cas d'accident, comme il est dit pour les sociétaires, article 15, le surintendant pourra nous proposer d'accorder, moitié sur le fonds de cent mille francs, moitié sur celui de la Société, une pension, laquelle, tout compris, ne pourra excéder la moitié du traitement dont l'acteur ou l'actrice aura joui les trois dernières années de son service.

Art. 29.

Le commissaire impérial pourra aussi obtenir une retraite ou pension d'après les règles établies en l'article 28 ; mais elle sera payée en entier sur le fonds de cent mille francs.

TITRE III

Section I

De l'administration des intérêts de la Société.

Art. 30.

Un Comité composé de six hommes, **membres de la Société**, présidé par le commissaire impérial, et ayant un secrétaire pour tenir registre des délibérations, sera chargé de la régie et administration des intérêts de la Société.

Le surintendant nommera chaque année les membres de ce Comité.

Ils seront indéfiniment rééligibles.

Trois de ses membres seront chargés de l'expédition de ses résolutions.

Art. 31.

Le surintendant pourra les révoquer et remplacer à volonté.

Art. 32.

Les fonctions de ce Comité seront particulièrement :

1° De dresser, chaque année, le budget ou état présumé des dépenses de tout genre, de la soumettre à l'examen de l'Assemblée générale des sociétaires et à l'approbation du surintendant ;

2° D'ordonner et faire acquitter, dans les limites portées au budget pour chaque nature de dépenses, celles qui seront nécessaires pour toutes les parties du service ; à l'effet de quoi, un de ses membres sera préposé à la signature des ordres de fourniture ou de travail ; et des mandats de paiement ;

3° De la passation de tous marchés, obligations pour le service, ou actes pour la Société ;

4° D'inspecter, régler et ordonner dans toutes les parties de la salle, du théâtre, des magasins;

5° De vérifier les recettes, d'inspecter la caisse et de faire effectuer le paiement des parts, traitements, pensions ou sommes mises en réserve selon le présent règlement;

6° D'exercer pour tous recouvrements, ou en tout autre cas, tant en demandant qu'en défendant, toutes les actions et droits de la Société, après avoir, toutefois, pris l'avis de l'Assemblée générale et l'autorisation du surintendant.

Section II

Des dépenses, paiements et de la comptabilité.

Art. 33.

Le caissier sera nommé par le Comité, et soumis à l'approbation du surintendant.

Il fournira en immeuble un cautionnement de soixante mille francs, dont les titres seront vérifiés par le notaire du théâtre, qui fera faire tous les actes conservatoires au nom de la Société.

Art. 34.

A la fin de chaque mois, les états de recettes et dépenses seront arrêtés par le Comité, et approuvés par le commissaire impérial.

Art. 35.

D'après cet arrêté et cette approbation, seront prélevés sur la recette, d'abord les droits d'auteurs, ensuite toutes les dépenses :

1° Pour appointements d'acteurs, traitements d'employés ou gagistes;

2° La somme prescrite pour le fonds des pensions de la Société;

3º Le montant des mémoires, tant pour dépenses courantes que fournitures extraordinaires.

Art. 36.

Le reste sera partagé conformément aux articles 6, 7, 8, 9 et 10.

Art. 37.

Le caissier touchera, tous les trois mois, à la caisse d'amortissement, le quart des cent mille francs de rente affectés au Théâtre-Français, et soldera, avec ces vingt-cinq mille francs, et, au besoin, avec le produit de la part dont il est parlé à l'article 7, sur des états dressés par le commissaire impérial, et arrêtés par le surintendant :

1º Les pensions des acteurs retirés ou autres pensionnaires ;

2º Les indemnités pour supplément d'appointements accordées aux acteurs;

3º Le traitement du commissaire impérial et le loyer de la salle.

Art. 38.

A la fin de chaque année le caissier dressera le compte des recettes et dépenses pour les fonds de la Société.

Art. 39.

Ce compte sera remis au Comité, qui l'examinera et donnera son avis.

Il sera présenté, ensuite, à l'Assemblée générale des sociétaires, qui pourra nommer une Commission de trois de ses membres, pour le revoir et y faire des observations, s'il y a lieu, dans une autre Assemblée générale.

Enfin le compte sera soumis au surintendant, qui l'approuvera s'il y a lieu.

Art. 40.

Le caissier dressera également le compte des cent mille francs accordés par le Gouvernement et des parts mises à la disposition du surintendant. Ce compte sera visé par le commissaire impérial, et arrêté par le surintendant.

Art. 41.

Sur la part réservée aux besoins imprévus, il pourra être accordé par le surintendant aux acteurs ou actrices qui se trouveraient chargés de dépenses trop considérables de costumes ou de toilettes, une autorisation pour se faire faire par le magasin les habits pour jouer un ou plusieurs rôles.

Section III

Des Assemblées générales.

Art. 42.

L'Assemblée générale de tous les sociétaires est convoquée nécessairement par le Comité et a lieu pour les objets suivants :

1° Au plus tard dans la première semaine du dernier mois de l'année, pour examiner et donner son avis sur le budget de l'année suivante, conformément au paragraphe Ier de l'article 32.

2° Au plus tard dans la dernière semaine du premier mois de chaque année, pour examiner le compte de l'année précédente, et ensuite pour entendre le rapport de la Commission s'il y en a eu une nommée.

Art. 43.

L'Assemblée générale doit être, en outre, convoquée par le Comité toutes les fois qu'il y a lieu à placement de fonds, actions à soutenir, en défendant ou demandant,

dépenses à faire excédant celles autorisés par le budget;
cas auxquels l'Assemblée générale doit donner son avis,
après quoi le surintendant décide, après avoir eu l'avis
du Conseil dont il est parlé au titre VII.

Art. 44.

L'Assemblée générale peut, au surplus, être convoquée
par ordre du surintendant, quand il juge nécessaire de
la consulter, ou avec son autorisation, si le Comité la demande, pour tous les cas extraordinaires et imprévus.

TITRE IV

DE L'ADMINISTRATION THÉATRALE

Section Ire

Disposition générale.

Art. 45.

Le Comité établi par l'article 30 sera également chargé
de tout ce qui concerne l'administration théàtrale, la formation des répertoires, l'exécution des ordres de début,
la réception des pièces nouvelles, sous la surveillance du
commissaire impérial et l'autorité du surintendant.

Section II

DES RÉPERTOIRES

De la distribution des rôles.

Art. 46.

Le surintendant déterminera, aussitôt la publication du
présent règlement, la distribution exacte des différents
emplois.

Il fera dresser, en conséquence, un état général de toutes les pièces, soit sues, soit à remettre, avec les noms des acteurs et actrices sociétaires qui doivent jouer en premier, en double et en troisième les rôles de chacune de ces pièces selon leur emploi et leur ancienneté, afin qu'il n'y ait plus aucune contestation à cet égard.

Art. 47.

Nul acteur ou actrice ne pourra tenir en premier deux emplois différents, sans une autorisation spéciale du surintendant, qui ne l'accordera que rarement, pour de puissants motifs.

Art. 48.

Si un acteur ou actrice tenant un emploi en chef veut jouer dans un autre, par exemple, si, tenant un emploi tragique, il veut jouer dans la comédie, ou si, jouant les rôles de jeune premier, il veut jouer un autre emploi, il ne pourra primer celui qui tenait l'emploi en chef auparavant ; mais il tiendra ledit emploi en second, quand même il serait plus ancien que son camarade.

Notre surintendant pourra seulement l'autoriser à jouer les rôles du nouvel emploi qu'il voudra prendre, alternativement avec celui qui les jouait en chef ou en premier.

II

DE LA FORMATION DU RÉPERTOIRE

Art. 49.

Le répertoire sera formé dans le Comité établi par l'article 30, auquel seront adjointes, pour cet objet seulement, deux femmes sociétaires, conformément à l'arrêt du Conseil du 9 décembre 1780.

Art. 50.

Les répertoires seront faits de manière que chaque rôle ait un second ou double désigné, qui puisse jouer à défaut de l'acteur en premier, s'il a des excuses valables, et sans que, pour cause de l'absence d'un ou plusieurs acteurs en premier, la pièce puisse être changée ou la représentation retardée.

Art. 51.

Pour veiller à l'exécution du répertoire, deux sociétaires seront adjoints au Comité sous le titre de semainiers; chaque sociétaire sera semainier à son tour.

Art. 52.

Si un double étant chargé d'un rôle par le répertoire tombe malade, le chef se portant bien sera tenu de le jouer sur l'avis que lui en donnera le semainier.

Art. 53.

Un acteur en chef ne pourra refuser de jouer ni abandonner tout à fait à son double aucun des premiers rôles de son emploi; il les jouera, bons ou mauvais, quand il sera appelé par le répertoire.

Art. 54.

Aucun acteur en chef ne pourra se réserver un ou plusieurs rôles de son emploi. Le Comité prendra les mesures nécessaires pour que les doubles soient entendus par le public dans les principaux rôles de leurs emplois respectifs trois ou quatre fois par mois.

Il veillera également à ce que les acteurs à l'essai soient mis à portée d'exercer leurs talents et de faire juger leurs progrès.

Les acteurs jouant les rôles en second pourront réclamer, en cas d'inexécution du présent article ; et le surintendant donnera des ordres sans délai pour que le Comité s'y conforme, sous peine, envers l'acteur en chef opposant et chacun des membres du Comité qui n'y auront pas pourvu, d'une amende de trois cents francs.

Notre commissaire près le théâtre sera responsable de l'inexécution du présent article, s'il n'a dressé procès-verbal des contraventions, à l'effet d'y faire pourvoir par le surintendant, et de faire payer les amendes.

Art. 55.

Nos comédiens seront tenus de mettre tous les mois un grand ouvrage ou du moins deux petits ouvrages nouveaux ou remis.

Dans le nombre de ces pièces seront des pièces d'auteurs vivants.

Il est enjoint au Comité et au surintendant de tenir la main à l'exécution de cet article.

Art. 56.

Les assemblées des samedis de chaque semaine continueront d'avoir lieu, et tous les acteurs seront tenus de s'y trouver pour prendre communication du répertoire.

Il continuera d'être délivré des jetons aux acteurs présents.

Art. 57.

Tous acteurs ou actrices pourront faire des observations et demander des changements au répertoire pour des motifs valables, sur lesquels il sera statué provisoirement par le commissaire impérial, et définitivement par le surintendant.

Art. 58.

Le répertoire se fera la première fois pour quinze jours. Il en sera envoyé copie au préfet de police.

Le samedi d'après se fera celui de la semaine en suivant, et ainsi successivement.

Art. 59.

Quand le répertoire aura été réglé, chacun sera tenu de jouer le rôle pour lequel il aura été inscrit, à moins de causes légitimes approuvées par le Comité présidé par le commissaire impérial, et dont il sera rendu compte au surintendant, sous peine de cent cinquante francs d'amende.

Art. 60.

Si un acteur ayant fait changer la représentation pour cause de maladie est aperçu dans une promenade, un spectacle, ou s'il sort de chez lui, il sera mis à une amende de trois cents francs.

Section III

DES DÉBUTS

Art. 61.

Le surintendant donnera seul les ordres de début sur notre Théâtre-Français. Les débuts n'auront pas lieu du 1er novembre jusqu'au 15 avril.

Art. 62.

Ces ordres seront présentés au Comité, qui sera tenu de les enregistrer, et de mettre au premier répertoire les trois pièces que les débutants demanderont.

Art. 63.

Le surintendant pourra appeler pour débuter, les élèves de notre Conservatoire, ceux de maitres particuliers ou les acteurs des autres théâtres de notre Empire, auquel cas leurs engagements seront suspendus, et rompus s'ils sont admis à l'essai.

Art. 64.

Les acteurs et actrices qui auront des rôles dans ces pièces ne pourront refuser de les jouer, sous peine de cent cinquante francs d'amende.

Art. 65.

On sera obligé indispensablement d'une répétition entière pour chaque pièce où les débutants devront jouer, sous peine de vingt-cinq francs d'amende pour chaque absent.

Art. 66.

Le Comité proposera ensuite d'autres rôles à jouer par le débutant ; et le surintendant en déterminera trois que le débutant sera tenu de jouer après des répétitions particulières et une répétition générale, comme il est dit à l'article 65.

Art. 67.

Les débutants qui auront eu des succès et annoncé des talents, seront reçus à l'essai au moins pour un an, et ensuite comme sociétaires par le surintendant, selon qu'il le jugera convenable.

TITRE V

DES PIÈCES NOUVELLES ET DES AUTEURS

Art. 68.

La lecture des pièces nouvelles se fera devant un Comité composé de neuf personnes choisies parmi les plus anciens sociétaires par le surintendant, qui nommera en outre trois suppléants pour que le nombre des membres du comité soit toujours complet.

Art. 69.

L'admission a lieu à la pluralité absolue des voix.

Art. 70.

Si une partie des voix est pour le renvoi à correction, on refait un tour de scrutin sur la question du renvoi, et on vote par oui ou non.

Art. 71.

S'il n'y a que quatre voix pour le renvoi à correction, la pièce est reçue.

Art. 72.

La part d'auteur dans le produit des recettes, le tiers prélevé pour les frais, est du huitième pour une pièce en cinq ou en quatre actes, du douzième pour une pièce en trois actes, et du seizième pour une pièce en un et en deux actes ; cependant les auteurs et les comédiens peuvent faire toute autre convention de gré à gré.

Art. 73.

L'auteur jouit de ses entrées, du moment où sa pièce est mise en répétition, et les conserve trois ans après la première représentation, pour un ouvrage en cinq et en quatre actes, deux ans pour un ouvrage en trois actes, un an pour une pièce en un et deux actes. L'auteur de deux pièces en cinq ou en quatre actes, ou de trois pièces en trois actes, ou de quatre pièces en un acte, restées au théâtre, a ses entrées sa vie durant.

TITRE VI

DE LA POLICE

Art. 74.

La présidence et la police des Assemblées, soit générales, soit des divers Comités, sont exercées par le commissaire impérial.

Art. 75.

Tout sujet qui manque à la subordination envers ses supérieurs, qui, sans excuses jugées valables, fait changer le spectacle indiqué sur le répertoire, ou refuse de jouer soit un rôle de son emploi, soit tout autre rôle qui peut lui être distribué pour le service des théâtres de nos palais, ou qui fait manquer le service en ne se trouvant pas à son poste aux heures fixées, est condamné, suivant la gravité des cas, à l'une des peines suivantes.

Art. 76.

Ces peines sont les amendes, l'exclusion des Assemblées générales des sociétaires et du Comité d'administration, l'expulsion momentanée ou définitive du théâtre, la perte de la pension et les arrêts.

Art. 77.

Les amendes au-dessous de vingt-cinq francs sont prononcées par le Comité, présidé par le commissaire impérial.

L'exclusion des assemblées générales et du comité d'administration peut l'être de la même manière ; mais le commissaire impérial est tenu de rendre compte des motifs au surintendant.

Le commissaire impérial qui aura requis le comité d'infliger une peine, en instruira, en cas de refus, le surintendant qui prononcera.

Art. 78.

Les amendes au-dessus de vingt-cinq francs et les autres punitions sont infligées par le surintendant, sur le rapport motivé du commissaire impérial.

L'expulsion définitive n'aura lieu que dans les cas graves, et après avoir pris l'avis du Comité.

Art. 79.

Aucun sujet ne peut s'absenter sans la permission du surintendant.

Art. 80.

Les congés sont délivrés par le surintendant, qui n'en peut pas accorder plus de deux à la fois, ni pour plus de deux mois ; ils ne peuvent avoir lieu que depuis le 1er mai jusqu'au 1er novembre.

Art. 81.

Tout sujet qui, ayant obtenu un congé, en outrepasse le temps, paye une amende égale au produit de sa part, pendant tout le temps qu'il aura été absent du théâtre.

Art. 82.

Lorsqu'un sujet, après dix années de service, aura réitéré pendant une année la demande de sa retraite, et qu'il déclarera qu'il est dans l'intention de ne plus jouer sur aucun

théâtre ni français ni étranger, sa retraite ne pourra lui
être refusée, mais il n'aura droit à aucune pension, ni à
retirer sa part du fonds annuel de cinquante mille francs.

TITRE VII

DISPOSITIONS GÉNÉRALES

Art. 83.

Les comédiens français ne pourront se dispenser de
donner tous les jours spectacle, sans une autorisation spéciale du surintendant, sous peine de payer pour chaque
clôture, une somme de cinq cents francs, qui sera versée
dans la caisse des pauvres, à la diligence du préfet de
police.

Art. 84.

Tout sociétaire ayant trente années de service effectif
pourra obtenir une représentation à son bénéfice, lors de
sa retraite ; cette représentation ne pourra avoir lieu que
sur le Théâtre-Français, conformément à notre décret du
29 juillet 1807.

Art. 85.

Tout sujet retiré du Théâtre-Français ne pourra repa-
raître sur aucun théâtre, soit de Paris, soit des départements, sans la permission du surintendant.

Art. 86.

Toutes les affaires contentieuses seront soumises à
l'examen d'un Conseil de jurisconsultes, et on ne pourra
faire aucune poursuite judiciaire au nom de la Société,
sans avoir pris l'avis du Conseil.

Ce Conseil restera composé ainsi qu'il l'est aujourd'hui,
et sera réduit à l'avenir, par mort ou démission, au

nombre de trois jurisconsultes, deux avoués et au notaire du théâtre.

En cas de vacance, la nomination se fera par le Comité, avec l'agrément du surintendant.

Art. 87.

Le surintendant fera les règlements qu'il jugera nécessaires pour toutes les parties de l'administration intérieure.

Art. 88.

Les décrets des 29 juillet et 1er novembre 1807 sont maintenus en tout ce qui n'est pas contraire aux dispositions ci-dessus.

CHAPITRE XXII

TENTATIVES DIVERSES POUR UNE MODIFICATION DU DROIT DES AUTEURS

Jusqu'à cette époque les lois ou décrets traitant directement ou indirectement du droit des auteurs s'étaient succédés à des intervalles assez rapprochés; mais, à partir de 1810, la question reste en suspens et les intéressés demeurent soumis aux prescriptions singulières et complexes du décret sur la presse. C'est seulement en 1854 que les dispositions en sont modifiées.

Ce n'est pas que, durant cette période, la question de la propriété littéraire ait cessé d'être à l'ordre du jour, au contraire elle préoccupa constamment l'opinion publique et les gouvernements successifs.

Deux tentatives furent faites en 1825 puis en 1837 : toutes deux restèrent infructueuses. Les commissions instituées penchaient l'une et l'autre pour la perpétuité; mais sa reconnaissance parut devoir entraîner des difficultés d'application insurmontables et on se contenta de conclure à la prorogation du délai pour cinquante années à partir de la mort de l'auteur.

C'est au cours de la discussion de 1837 que fut formulé par Victor Hugo un système donnant une satisfaction absolue au principe de la perpétuité en attachant un droit perpétuel à la libre reproduction de l'œuvre. Bien que cette proposition contienne en germe la solution de la question, elle sembla plus généreuse et plus ingénieuse que pratique. Elle eut le tort d'être défendue avec des arguments moraux et philosophiques alors qu'il eût fallu montrer qu'elle résultait de l'application stricte des textes du Code civil.

Une troisième tentative fut faite en 1839; elle donna lieu à de nombreuses discussions qui durèrent jusqu'en 1841. La Commission, moins hardie que les deux précédentes, se bornait à récla-

mer l'extension du délai à trente ans, mais cela
parut insuffisant et en définitive le projet de loi
présenté par Lamartine à la Chambre des Pairs,
le 13 mars 1841, concluait à cinquante ans.

Ce n'est pas que le poète ait été hostile à la
perpétuité et il est au contraire facile de voir où
vont ses préférences.

« Cette richesse, disait-il, éventuelle et fugi-
« tive, qui résulte de la propagation matérialisée
« de l'idée, par l'impression et par le livre, est-
« elle de nature à être saisie, fixée et réglemen-
« tée sous forme de propriété? A cette question
« le fait avait répondu pour nous. Cette pro-
« priété existe, se vend, s'achète, se défend
« comme toutes les autres. Nous n'avions qu'à
« étudier ses procédés et à régulariser ses condi-
« tions pour la faire entrer complètement dans
« le domaine des choses possédées et garanties
« à leurs possesseurs... Mais une question pré-
« judicielle devançait et donnait ces dispositions
« à prendre. Constituerons-nous la propriété des
« œuvres de l'intelligence à perpétuité ou pour
« un temps seulement? Nous ne nous la sommes
« pas posée, et nous dirons pourquoi : nous
« étions une commission de législateurs et non
« une académie de philosophes. Comme philo-
« sophes, remontant à la métaphysique de cette
« question et retrouvant sans doute dans la na-

« ture et dans les droits naturels du travail in-
« tellectuel des titres aussi évidents, aussi sains
« et aussi imprescriptibles que ceux du travail
« des mains, nous aurions été amenés peut-être
« à proclamer théoriquement la perpétuité de
« possession des fruits de ce travail; comme lé-
« gislateurs, notre mission était autre, nous n'a-
« vons pas voulu la dépasser. Le législateur
« proclame rarement des principes absolus, sur-
« tout quant ce sont des vérités nouvelles. Il
« proclame des applications relatives, pratiques
« et proportionnées aux idées reçues, aux mœurs
« et aux habitudes du temps et de la chose dont
« il écrit le Code. Nous avons considéré que les
« idées sur la propriété littéraire n'étaient pas
« encore assez rationalisées, que ses mœurs n'é-
« taient pas assez faites, que sa constitution
« n'était pas assez universellement européenne
« et internationale; qu'enfin ses habitudes n'é-
« taient pas assez prises dans le droit commun
« des autres ordres de choses possédées, pour
« qu'en constituant les droits garantis, nous
« puissions du même coup constituer dès aujour-
« d'hui la transmissibilité sans limites à travers
« le temps. En l'investissant dans cette loi des
« conditions d'une possession complète, nous
« avons donc cru devoir la limiter dans sa durée.
« Nous n'avons mis aucune limite à ses droits;

« nous lui avons mis une borne dans le temps.

« Le jour où le législateur, éclairé par l'épreuve

« qu'elle va faire d'elle-même, jugera qu'elle peut

« entrer dans un exercice plus étendu de ses

« droits naturels, il n'aura qu'à ôter cette borne ;

« il n'aura qu'à dire toujours où notre loi a dit

« cinquante ans, et l'intelligence sera émancipée.

« ... Si le livre est bon et utile, il a un très

« grand nombre d'acheteurs... La faible rétribu-

« tion du droit d'auteur payée une fois pour

« toutes à l'écrivain lui-même, ou payée succes-

« sivement à la famille pour le droit d'édition est

« noyée, ou devient imperceptible dans le prix

« vénal du livre, et ne saurait en rien en affecter

« la circulation... D'ailleurs, si ce n'est pas la

« famille qui bénéficie sur le livre de l'écrivain

« dont elle hérite, ce sera toujours quelqu'un : ce

« sera l'éditeur. L'éditeur vendra le livre le plus

« cher possible. Quel intérêt a la société à ce que

« le bénéfice fait sur le livre appartienne tout

« entier aux éditeurs au lieu de se partager entre

« les éditeurs et les héritiers de l'écrivain ? »

En effet, à quelque point de vue que l'on se place, on est fatalement amené à cette interrogation. Malgré la grande parole de Lamartine, cette tentative n'aboutit pas plus que les précédentes ; et, bien que la production littéraire fut devenue plus active qu'à aucune autre époque et que même, à plusieurs reprises, des hommes de lettres se fussent mêlés au mouvement politique, la question fut de nouveau négligée.

CHAPITRE XXIII

EXTENSION DU DÉLAI DE VINGT ANS AUX ŒUVRES DRAMATIQUES

Par suite de l'avis du Conseil d'État du 23 août 1811, on a vu que les auteurs dramatiques ne bénéficiaient pas des dispositions un peu plus favorables du décret de 1810. La prescription du délai qui était imminente pour les familles de Picard, de Boïeldieu, d'Hérold et de divers autres, attira de nouveau l'attention. La décision qui les concernait était tellement bizarre, incompréhensible et injuste qu'une nouvelle loi, destinée à corriger ce que, par euphémisme, on appelait une distraction, fut votée sans difficultés et presque sans discussions.

Loi relative au droit de propriété des veuves et des enfants des auteurs d'ouvrages dramatiques du 3 août 1844.

Article unique.

Les veuves et les enfants des auteurs d'ouvrages dra-

matiques auront, à l'avenir, le droit d'en autoriser la représentation et d'en conférer la jouissance pendant vingt
ans, conformément aux dispositions des articles 39 et 40
du décret impérial du 5 février 1810.

L'assimilation n'était du reste que partielle, le
droit de vingt ans ainsi établi s'appliquant à la
fois à la veuve et aux enfants et le point de départ fixé d'une manière uniforme étant la date
de la mort de l'auteur.

CHAPITRE XXIV

MODIFICATION AU DÉCRET DE MOSCOU

En 1850, un décret présidentiel vint modifier
l'organisation de la Comédie-Française. L'acte
de germinal an XII, déjà fort compromis par le
décret de Moscou, fut complètement dénaturé
par ce nouveau texte.

Le principe de l'organisation de ce théâtre,
c'est, d'après les termes mêmes de l'acte, l'association anonyme en participation, c'est-à-dire la
répartition proportionnelle des profits et des
risques entre les divers intéressés. La création
d'un directeur-administrateur, investi de pou-

voirs souverains, sans que sa responsabilité matérielle soit nettement engagée, a complètement dénaturé l'institution.

Sans nous étendre davantage sur l'organisation actuelle de la Comédie-Française, nous allons rapporter les termes du singulier décret auquel elle est soumise.

Décret concernant le Théâtre-Français du 27 avril 1850.

Le Président de la République,
Décrète :

TITRE Ier

DE L'ADMINISTRATION DU THÉATRE-FRANÇAIS

I

De l'Administrateur.

Art. 1er.

Le Théâtre-Français est placé sous la direction d'un administrateur nommé par le Ministre de l'Intérieur.

Art. 2.

L'administrateur du Théâtre-Français est chargé :

1° De présenter, chaque année, à l'approbation du Ministre de l'Intérieur, le budget du théâtre, dressé par le Comité d'administration et soumis à l'Assemblée générale des sociétaires ;

2° D'ordonner, dans les limites portées au budget pour

chaque nature de dépenses, celles qui seront nécessaires pour toutes les parties du service, et de signer, à cet effet, tous ordres de fournitures et mandats de paiement ;

3° De passer les marchés, souscrire les obligations pour le service, et signer tous actes dans l'intérêt de la Société, conformément aux délibérations du Comité; ceux de ces actes dont la durée excédera une année devront être approuvés par le Ministre de l'Intérieur;

4° D'exercer, tant en demandant qu'en défendant, conformément aux délibérations du Comité, toutes les actions et tous les droits de la Société des Comédiens, après avoir pris l'avis du Conseil de la Comédie, de l'Assemblée générale, et l'autorisation du Ministre, de faire tous actes conservatoires et tous recouvrements ;

5° De faire les engagements d'acteurs pensionnaires dont la durée n'excède pas une année ;

6° D'inspecter, régler et ordonner dans toutes les parties de la salle et des magasins, et de déléguer à cet effet, s'il le juge nécessaire, un ou plusieurs membres du Comité d'administration ;

7° De prendre toutes les mesures relatives au service intérieur, aux entrées, loges et billets de faveur; à la convocation et à la tenue des Comités et des Assemblées générales, aux affiches et annonces dans les journaux ;

8° De distribuer les rôles, sauf les droits des auteurs, et sans pouvoir imposer aux sociétaires des rôles en dehors de leurs emplois ;

9° De statuer définitivement sur la formation du répertoire et sur les débuts ;

10° De donner les tours de faveur, lesquels ne pourront être accordés à plus d'une pièce sur deux ouvrages reçus ;

11° De donner les congés, en se conformant, pour leur répartition, aux dispositions du règlement, et sans pouvoir en accorder plus de six mois à l'avance, ni pour des époques périodiques;

12° De prononcer les amendes, dans les limites du maximum et du minimum fixé par le règlement.

Il exerce en outre les fonctions attribuées par le décret du 15 octobre 1812, au commissaire du Gouvernement près le Théâtre-Français.

Art. 3.

L'administrateur, après avoir pris l'avis du Comité d'administration, propose au Ministre de l'Intérieur :

1° Les admissions de sociétaires;

2° Les accroissements successifs de la part d'intérêt social, en ayant égard tant à la durée et à l'importance des services qu'à la nature de l'emploi; ces augmentations pourront être, à l'avenir, d'un douzième de la part sociale;

3° Les engagements d'acteurs pensionnaires dont la durée excède une année;

4° Les décisions relatives au partage des bénéfices et à la fixation des allocations annuelles attribuées aux sociétaires;

5° Les règlements relatifs aux congés, aux amendes et autres peines disciplinaires, aux feux, à la composition du Comité de lecture, à la nomination de ses membres et à la tenue de ses séances.

Art. 4.

L'administrateur donne son avis au Ministre de l'Intérieur sur tous les objets non compris dans les articles précédents concernant le Théâtre-Français.

6.

Art. 5.

Toutes les personnes attachées au service du théâtre, le caissier et le contrôleur général exceptés, sont à la nomination de l'administrateur.

Art. 6.

L'administrateur présente au Ministre de l'Intérieur, le 1er avril et le 1er octobre de chaque année, un rapport détaillé sur sa gestion, dans lequel il fait connaître les pièces reçues, à l'étude ou jouées, les travaux des acteurs et les résultats généraux de l'exploitation.

Art. 7.

Les rapports semestriels de l'administrateur sont communiqués, avec toutes les pièces justificatives, au Comité d'administration qui, sous la présidence du membre le plus anciennement reçu sociétaire, est admis à les discuter et adresse directement ses observations au Ministre de l'Intérieur.

Art. 8.

L'administrateur ne peut faire représenter aucune pièce n'ayant pas encore fait partie du répertoire du Théâtre-Français, si elle n'a été admise par le Comité de lecture.

Art. 9.

L'administrateur a droit :

1° A un traitement égal au maximum de l'allocation annuelle d'un sociétaire;

2° A une part dans les bénéfices nets égale à deux fois le maximum d'une part de sociétaire.

Il lui est alloué, en outre, pour frais de service, une indemnité dont la quotité est fixée par le Ministre de l'Intérieur.

II

Du Comité d'Administration.

Art. 10.

Le Comité d'administration, composé conformément à l'article 30 du décret du 15 octobre 1812, dresse le budget du théâtre.

Il délibère :

1° Sur les comptes du théâtre, sur les marchés à passer, sur les obligations à souscrire, sur les crédits extraordinaires et placements de fonds ;

2° Sur les actions à intenter ou à soutenir au nom de la Société ;

3° Sur les objets compris dans l'article 3 ;

4° Sur les rapports semestriels de l'administrateur ;

5° Sur la mise à la retraite des sociétaires après dix ans de service.

III

De l'Assemblée générale.

Art. 11.

L'Assemblée générale des sociétaires délibère :

1° Sur le budget et les comptes du théâtre, sur les crédits extraordinaires et placements de fonds ;

2° Sur les actions à intenter ou à soutenir au nom de la Société.

TITRE II

DES SOCIÉTAIRES

Art. 12.

Chaque sociétaire a droit à une allocation annuelle, à des feux, à une quotité dans les bénéfices nets, à une représentation à son bénéfice, à une pension.

L'allocation annuelle, calculée proportionnellement à la quotité de la part sociale, ne peut dépasser le maximum des allocations fixes, précédemment accordées aux sociétaires; elle sera payable par douzième.

La quotité des feux, suivant les services et les emplois, sera déterminée par le règlement.

La quotité dans les bénéfices nets est proportionnée à la part ou portion de part de chaque sociétaire. Une moitié est mise en réserve et soumise aux dispositions des articles 22, 23, 24, 25, 26 et 27 du décret du 15 octobre 1812.

La représentation à bénéfice est accordée au sociétaire à l'époque de sa retraite définitive, après vingt ans au moins de service en qualité de sociétaire.

La pension de retraite ne sera acquise à l'avenir qu'après vingt années de service à partir du jour de l'admission au titre de sociétaire. Elle est fixée et liquidée conformément au décret du 15 octobre 1812. Elle ne peut, dans aucun cas, sauf les droits acquis, dépasser la quotité déterminée par l'article 13 dudit décret.

Art. 13.

Après une période de dix années de service à partir du jour de la réception, il sera statué de nouveau sur la position de chaque sociétaire reçu postérieurement à la promulgation du présent décret. Le ministre, après avoir pris l'avis de l'administrateur et du Comité d'administration, pourra prononcer la mise à la retraite, conformément à l'article 16 du 15 octobre 1812.

Dans ce cas, le sociétaire aura droit au tiers de la pension qui lui aurait été due après vingt ans de service, et sera libre d'exercer son art soit à Paris, soit dans les déartements.

Art. 14.

Tout sociétaire qui, après vingt ans de service, n'aura pas été, en vertu de l'article 14 du décret du 15 octobre 1812, mis en demeure de continuer à jouer sur le Théâtre-Français, sera libre de jouer sur les théâtres des départements. Il ne pourra jouer sur les théâtres de Paris qu'avec l'autorisation du Ministre de l'Intérieur, et sauf interruption du paiement de sa pension de retraite, pendant la durée des engagements qu'il aura contractés sur ces théâtres.

Art. 15.

Les acteurs sont tenus, sous les peines qui seront déterminées par le règlement, de se soumettre aux ordres de service donnés par l'administrateur.

Ils ne peuvent, sous les mêmes peines :

1° Refuser aucun rôle de leur emploi, ni s'opposer à ce qu'un autre acteur le partage avec eux ;

2° S'absenter sans congé, ni dépasser le terme du congé obtenu.

Les peines disciplinaires, autres que les amendes, ne peuvent être prononcées que par décision du Ministre de l'Intérieur, sur la proposition de l'administrateur.

TITRE III

DE LA COMPTABILITÉ

Art. 16.

Le budget des recettes et des dépenses du Théâtre-Français est dressé chaque année et approuvé dans les formes prescrites par l'article 2.

Il comprend les prévisions de recettes et de dépenses afférentes à toute la durée de l'exercice.

Sont seuls considérés comme appartenant à un exercice, les services faits et les droits acquis à la Société ou à ses créanciers, du 1er janvier au 31 décembre de l'année qui donne son nom audit exercice.

Art. 17.

La subvention accordée par l'État est versée, chaque mois et par douzième, dans la caisse du théâtre.

Art. 18.

Il est ouvert, au budget de chaque exercice, un chapitre spécial destiné à pourvoir aux dépenses que le Ministre de l'Intérieur croirait utile d'autoriser, dans l'intérêt du théâtre, en dehors ou en supplément des prévisions portées aux autres chapitres du budget.

La quotité du crédit ouvert par ce chapitre est déterminée, chaque année, par le Ministre; elle ne peut excéder le cinquième du montant de la subvention.

Il ne peut être imputé de dépenses sur ledit chapitre qu'avec l'autorisation du Ministre.

Art. 19.

Les placements de fonds et les dépenses extraordinaires, non prévues au budget ou excédant les crédits alloués, ne peuvent être proposées et autorisées que dans les mêmes formes que le budget.

Art. 20.

Le caissier ne peut faire aucun paiement que sur un mandat signé de l'administrateur.

Pour les dépenses extraordinaires prévues par les articles 18 et 19, l'ordonnancement ne peut avoir lieu qu'en vertu d'une autorisation spéciale du Ministre de l'Intérieur.

Art. 21.

La comptabilité du caissier est tenue en partie double.

Il y a un journal, un grand-livre et autant de livres auxiliaires qu'il y a sur le grand-livre de comptes donnant lieu à des développements.

Chaque opération inscrite dans la comptabilité du théâtre doit être appuyée de justifications régulières.

Art. 22.

L'administrateur tient enregistrement des mandats de recette et de dépense qu'il délivre, des marchés et engagements qu'il souscrit, des entrées, loges et billets de faveur qu'il accorde, des ordres généraux de service, et de tous les actes qu'il fait ou ordonne dans l'intérêt de la Société.

Art. 23.

Le 15 de chaque mois, pour le mois précédent, l'administrateur adresse au Ministre de l'Intérieur le compte des recettes et des dépenses de la Société, avec toutes les justifications réclamées par le Ministre.

Art. 24.

La comptabilité du théâtre est soumise, sur la demande du Ministre de l'Intérieur, à la vérification des inspecteurs généraux et particuliers des finances.

La gestion de l'administrateur est soumise aux inspections administratives que le Ministre juge utile d'ordonner.

Art. 25.

Il sera procédé dans le délai de trois mois, par un agent du Ministre de l'Intérieur, concurremment avec l'administrateur et le plus ancien des sociétaires, à un recolement général de tous les objets composant le matériel, le mobilier, la collection de tableaux et de sculptures, les archives et la bibliothèque du théâtre.

Les mouvements de ce matériel sont soumis à une comptabilité d'entrée et de sortie.

Chaque année, les résultats de cette comptabilité sont constatés dans un inventaire, et il est procédé à un recolement général dans les formes indiquées ci-dessus.

Un double du procès-verbal de recolement est remis au Ministre de l'Intérieur, après avoir été communiqué au Comité d'administration.

Art. 26.

Le compte de l'exercice de chaque année reste ouvert jusqu'au 1er avril pour le complément des opérations engagées avant le 31 décembre de l'année précédente, conformément à l'article 16.

Il est définitivement arrêté le 1er mai de l'année suivante.

Il comprend toutes les recettes réalisées et les droits acquis dans la période de l'exercice, toutes les dépenses aites ou engagements contractés, pour des services faits, pendant la même période, et constate l'excédent des recettes formant les bénéfices à répartir, conformément aux articles 9 et 12 ci-dessus.

Art. 27.

Ce compte est certifié par l'administrateur, soumis par lui à l'examen de l'Assemblée générale et à l'approbation du Ministre.

A l'appui dudit compte sont joints :

1° Un état présentant la situation des valeurs de caisse et de portefeuille à la date de la clôture de l'exercice ;

2º Un état des engagements contractés;
3º L'inventaire du matériel.

Art. 28.

Les dispositions encore en vigueur du décret du 15 octobre 1812, auxquelles il n'est pas dérogé par le présent décret, continuent à recevoir leur exécution.

Le Ministre de l'Intérieur continue à exercer ceux des pouvoirs conférés au surintendant, à l'égard desquels il n'est point statué par le présent décret.

CHAPITRE XXV

EXTENSION DU DÉLAI A TRENTE ANS PAR LA LOI DE 1854

Ce n'est qu'en 1854, que les droits si légitimes des hommes de lettres, reçurent une partie de la satisfaction qu'on leur promettait depuis 1810, et qu'on avait été impuissant à leur donner malgré toutes les tentatives, sans doute, pour avoir voulu trop bien faire, car la multiplicité des détails contenue aux différents projets de 1825. 1836, 1839 et 1841 est une des principales causes de leur échec.

Loi sur le droit de propriété garantie aux veuves et aux enfants des auteurs, des compositeurs et des artistes. 8-19 avril 1854.

Article unique.

Les veuves des auteurs, des compositeurs et des artistes jouiront, pendant toute leur vie, des droits garantis par les lois des 13 janvier 1871 et 19 juillet 1793, le décret du 5 février 1810, la loi du 3 août 1844, et les autres lois ou décrets sur la matière. La durée de la jouissance accordée aux enfants par ces mêmes lois et décrets est portée à trente ans, à partir, soit du décès de l'auteur, compositeur ou artiste, soit de l'extinction des droits de la veuve.

Comme le décret de 1810, la nouvelle loi méconnaissait encore les principes généraux du droit civil en attribuant à la veuve un droit spécial. Il est vrai qu'elle cessait d'en soumettre l'exercice aux conventions matrimoniales et donnait ainsi à cette libéralité un caractère plus général. Ainsi étendue elle devenait moins choquante qu'auparavant, mais ne continuait pas moins à constituer une exception. La différence entre les enfants et les autres héritiers était aussi maintenue.

CHAPITRE XXVI

DU CARACTÈRE TRANSITOIRE DE LA LOI DE 1854

Il est juste d'ajouter que, dans l'esprit de ses promoteurs, cette loi n'était que transitoire et destinée seulement à élargir la législation en vigueur, pendant l'élaboration et l'étude de nouvelles lois que le gouvernement se proposait d'établir et qui semblaient devoir enfin aboutir à la reconnaissance de la perpétuité. Il essaya de tenir les promesses faites mais n'y arriva qu'imparfaitement.

Par décret du 28 décembre 1861, une commission fut instituée pour étudier le véritable caractère et l'étendue légale des droits des auteurs et codifier la propriété littéraire. Des jurisconsultes éminents, des hommes de lettres fameux, Théophile Gautier, Émile Augier, Mérimée en firent partie. Ses travaux durèrent près de deux ans. Enfin un rapport fut présenté par le comte Walewski le 12 avril 1863. Il reconnaissait formellement la perpétuité, sans laquelle, était-il dit, il n'y a pas de propriété véritable. Mais on voulut trop bien faire et au lieu de se borner à la pro-

clamation de ce principe, on chercha à en réglementer l'exercice, tout en donnant satisfaction
aux divers intérêts en jeu et sans même déterminer la nature exacte du droit de l'auteur.

Il arriva ce qui était déjà arrivé lors des précédentes tentatives. La nouvelle loi se perdit dans
les subtilités, et dans des considérations philosophiques, morales ou sociales qui en déna-
turèrent le sens et la portée. La perpétuité était
reconnue, la propriété demeurait absolue entre
les mains de l'auteur puis dans celle de ses
héritiers quels qu'ils soient pendant une durée
de cinquante ans après sa mort, pour ensuite se
transformer en un droit perpétuel à une redevance proportionnelle au prix du livre.

C'était, à peu de choses près, le système pro-
posé par Victor Hugo en 1837; mais cependant
avec une moindre logique. En effet si le droit du
reste relatif de l'auteur sur l'œuvre en elle-même
peut être défendu par des raisons philosophiques
ou morales, il n'en est pas de même de l'héritier
qui doit se borner à jouir de la richesse laissée
par son ancêtre, sans en dénaturer l'essence.
L'un et l'autre système donnaient également
prise à la critique; ils avaient pour effet de diviser le droit de l'auteur en deux périodes distinctes; l'une limitée pendant laquelle la volonté
du propriétaire eût été prépondérante, l'autre

perpétuelle et durant laquelle cette volonté n'eût eu aucune influence.

En fait on ne voit pas bien en quoi les deux phases de la propriété eussent été dissemblables. La seule différence c'est que pendant la première période, l'auteur ou ses héritiers auraient pu privilégier un éditeur au détriment des autres, alors que pendant la seconde, l'exploitation de l'œuvre aurait été libre.

Quoi qu'il en soit, l'exploitation en aurait toujours eu lieu pour le compte du propriétaire et l'on aurait été conduit à se demander pourquoi, si cette liberté d'exploiter était perpétuellement possible, l'effet n'en remontait pas à l'apparition de l'œuvre.

Enfin le projet de loi créant ce droit à une redevance, au lieu de constater qu'il résultait de la nature même du droit de l'auteur, lui donnait l'apparence soit d'une libéralité au profit des propriétaires, soit d'un impôt sur le commerce des éditeurs ; la légitimité par suite en devenait contestable et la généreuse tentative de 1861 échoua comme les précédentes.

Le sentiment de Lamartine en 1841 était encore vrai 20 ans plus tard. Les idées sur la propriété littéraire n'étaient pas assez rationalisées ou, plus exactement, la question continuait à être mal posée.

CHAPITRE XXVII

FIXATION DES DROITS D'AUTEUR A LA COMÉDIE-FRANÇAISE

Au cours des travaux préparatoires de ce projet si malheureusement avorté avait été rendu le décret du 5 décembre 1859 qui, sans toucher au fond même de la question, intéresse grandement les auteurs dramatiques.

Décret impérial concernant le Théâtre-Français.

Article unique.

L'article 72 du décret du 15 octobre 1812 est modifié ainsi qu'il suit :

La part d'auteur dans le produit brut des recettes est de 15 °/₀ par soirée à répartir entre les ouvrages, tant anciens que modernes, faisant partie de la composition du spectacle, conformément au tableau suivant :

Une pièce seule . . . . 15 °/₀
2 pièces égales. . . . . . 7 1/2 chacune. . 15
{ 4 ou 5 actes. . . . . . . 11 . . . . }
{ 1 ou 2 actes. . . . . . . 4 . . . . } 15
{ 4 ou 5 actes. . . . . . . 9 . . . . }
{ 3 actes . . . . 6 . . . . , . } 15

{ 3 actes	10. . . . . }	15
{ 1 ou 2 actes.	5. . . . . }	
3 pièces égales.	5 chacune. . . .	15
(4 ou 5 actes.	8. . . . .)	
{ 1 ou 2 actes.	3 1/2. . . . . . . }	15
(1 ou 2 actes.	3 1/2. . . . . . .)	
(4 ou 5 actes.	7. . . . .)	
{ 3 actes	5. . . . . }	15
(1 ou 2 actes.	3. . . . .)	
(3 actes	7. . . . .)	
{ 1 ou 2 actes.	4. . . . . }	15
(1 ou 2 actes.	4. . . . .)	
(3 actes	5 1/2. . . . . . .)	
{ 3 actes	5 1/2. . . . . . . }	15
(1 ou 2 actes.	4. . . . .)	

Cependant les auteurs et les comédiens pourront faire
tout autre convention de gré à gré, à la condition de ne
pas réduire les droits d'auteurs fixés dans le tableau précédent.

Ce décret est un des rares exemples de l'intervention du pouvoir dans les règlements de
comptes entre les particuliers. Il serait évidemment dangereux de la généraliser à l'excès; elle
n'en était pas moins justifiée par l'avidité ou
l'avarice de l'une des parties en présence et, bien
que le taux imposé à la Comédie-Française soit
supérieur à celui des autres théâtres, on ne voit
pas qu'il ait jamais nui à la prospérité de l'illustre maison

CHAPITRE XXVIII

DE LA LIBERTÉ DES THÉÂTRES

Peu après était rendu le décret du 6 janvier 1864 qui venait favoriser l'exploitation de l'œuvre dramatique en en facilitant la représentation.

Décret impérial relatif à la liberté des théâtres.

Art. 1er.

Tout individu peut faire construire et exploiter un théâtre à la charge de faire une déclaration au ministre de notre maison et des Beaux-Arts, et à la Préfecture de police ; pour Paris, à la préfecture dans les départements.

Les théâtres qui paraîtront plus particulièrement dignes d'encouragements pourront être subventionnés soit par l'État, soit par les communes.

Art. 2.

Les entrepreneurs de théâtre devront se conformer aux ordonnances, décrets et règlements pour tout ce qui concerne l'ordre, la sécurité et la salubrité publics.

Continueront d'être exécutées les lois existantes sur la police et la fermeture des théâtres, ainsi que sur la redevance établie au profit des pauvres et des hospices.

Art. 3.

Toute œuvre dramatique, avant d'être représentée, devra, aux termes du décret du 30 décembre 1852, être examinée et autorisée par le ministre de notre maison et des Beaux-Arts, pour les théâtres de Paris, par les préfets pour les théâtres des départements.

Cette autorisation pourra toujours être retirée pour des motifs d'ordre public.

Art. 4.

Les ouvrages dramatiques de tous genres, y compris les pièces entrées dans le domaine public, pourront être représentées sur tous les théâtres.

En définitive, le second Empire se montrait assez libéral et favorisait, plus qu'il n'avait été fait jusqu'alors, la libre exploitation de l'œuvre littéraire sauf, il est vrai, à en surveiller et en limiter la production; mais enfin les entraves à la manifestation de la pensée, si elles sont des attentats à la liberté individuelle, philosophiquement condamnable, ne constituent ni une expropriation, ni une atteinte à la propriété privée.

CHAPITRE XXIX

DISCUSSION DE LA LOI DE 1866

Le projet avorté de 1863 fut repris peu après, mais seulement dans le simple but d'améliorer la situation des auteurs, sans compromettre l'intérêt public, et de perfectionner la législation sans en altérer le principe.

La perpétuité fut encore vivement réclamée, dans les discussions à la Chambre des députés et au Sénat; mais ces réclamations ne pouvaient pas avoir de sanction pratique. L'initiative des lois n'appartenait pas au Parlement, et le dernier échec était encore trop récent pour que Napoléon III en eût perdu la mémoire et se fût exposé, quelles que fussent ses préférences personnelles, à le voir se renouveler.

Le Conseil d'État consulté avait du reste déclaré :

« 1° Qu'il n'y avait pas lieu de changer le ca-
« ractère temporaire que les lois de toute l'Eu-
« rope imprimaient à la concession que l'État
« faisait à la famille des auteurs aux dépens de
« la liberté publique ;

« 2° Qu'il n'y avait pas lieu d'essayer de nou-
« veau une réglementation de détail qui n'avait
« pas abouti en 1825, qui avait échoué à grand-
« bruit en 1841 ;

« 3° Qu'il y avait lieu d'étendre la durée des
« droits des héritiers, autres que les descendants,
« et dans l'intérêt de ces héritiers, et surtout dans
« l'intérêt des auteurs eux-mêmes, afin que dans
« tous les cas leur droit puisse se traduire en ar-

« gent d'une manière également avantageuse
« pour eux. »

Le Conseil d'État ne se mettait pas en frais de
générosité. Il ne demandait même pas l'extension
du droit et se contentait de réclamer l'assimilation des héritiers quels qu'ils soient aux descendants.

La loi projetée fit l'objet de longues discussions
au cours desquelles de nombreux amendements
furent proposés ; ils furent presque tous rejetés.
Deux, cependant, méritent d'être signalés, ceux
de M. Dupont et de M. Nogent Saint-Laurent.

Le premier réclamait le prélèvement, au profit
de la Caisse de retraites et de secours de la Société des Gens de Lettres, de un pour cent sur la
publication de tout ouvrage de librairie tombé
dans le domaine commun à dater du 1er juillet
1866.

C'était une idée généreuse, et ce prélèvement
bien modeste n'eût pas manqué de produire des
sommes considérables ; mais les mots ont une
force, et cette disposition donnait l'aspect d'un
impôt à ce qui n'était qu'un droit. Cette proposition a été récemment reprise par M. Stéphane
Mallarmé ; nous n'osons assurer qu'il ait donné
au produit de ce prélèvement la même destination,
mais le principe est identique.

C'est une des plus grosses questions qui puisse

naître dans l'espèce, et il est étonnant qu'elle ne se soit pas posée lors de chaque augmentation du droit des auteurs. La règle absolue de la non-rétroactivité des lois a toujours eu, en effet, des conséquences injustes. Les propriétaires dont le droit était expiré depuis peu n'ont jamais été appelés à bénéficier de dispositions devenant de jour en jour plus favorables; et, bien que parfois ils fussent encore dans les limites de ces nouvelles dispositions, l'effet ne leur en était pas étendu. Une famille dont le droit aurait été périmé en 1865 n'en aurait pas obtenu la prolongation jusqu'en 1885.

Cette question des œuvres tombées dans le domaine public est inséparable de celle de la perpétuité, et il est évident que la reconnaissance du droit perpétuel apporterait une modification considérable dans leur exploitation. Il n'y aurait aucune raison pour qu'elle fût libre, ou du moins exempte de droits, car cette faveur aurait pour résultat d'entraver la production des nouveaux ouvrages au bénéfice des anciens. Il faudrait seulement déterminer la destination du droit dont ces derniers seraient légitimement frappés. Les sommes qui en proviendraient seraient du reste suffisantes pour donner satisfaction à de nombreux intérêts.

L'amendement de M. Nogent Saint-Laurent

était encore plus important et concluait nettement
à la perpétuité dans les termes suivants :

« ART. 1er. — La propriété littéraire et artis-
« tique des productions de l'esprit humain sera
« désormais régie par les règles du droit com-
« mun, sauf les exceptions ci-après :

« ART. 2. — La propriété artistique et littéraire
« des livres, pièces de théâtre, tableaux et gra-
« vures, pourra cesser par le non usage.

« ART. 3. — Après le décès de l'auteur et de sa
« veuve, si, au bout de trente ans, les héritiers
« ou ayants-droit n'ont pas fait une publication,
« si le livre n'a pas été réédité, le tableau repro-
« duit, la pièce de théâtre réimprimée et repré-
« sentée, l'œuvre tombera dans le domaine
« public.

« ART. 4. — Pour le tableau, et à moins de
« stipulations contraires, le droit de reproduc-
« tion appartient au peintre par préférence à
« l'acquéreur.

« ART. 5. — La présente loi est applicable à
« tous les héritiers au degré successible et à tous
« les cessionnaires. »

Nous avons rapporté cet amendement pour
montrer à quel point un partisan pourtant résolu

de la perpétuité était poursuivi par la crainte du mauvais vouloir de l'héritier; crainte singulière à l'époque où l'on poursuivait Flaubert, comme si la publication d'un livre n'était pas plus entravée par le pouvoir politique ou judiciaire que par le refus du propriétaire.

Nous avons voulu signaler aussi à quel point la fausseté de la conception initiale entraînait à des conclusions singulières. On ne se figure pas la propriété cessant par le non usage, ou, pour employer un terme juridique, se prescrivant. Le non usage d'un livre dépend de l'imprimeur qui refuse de l'éditer ou du public qui en néglige momentanément la lecture; la volonté du propriétaire est secondaire et malgré cela, pour conserver un droit dont l'exercice est suspendu souvent malgré lui, mais qui peut soudainement reprendre sa valeur, il serait contraint à des intervalles réguliers d'essayer une exploitation onéreuse? Du reste, la prescription n'est pas tant un moyen de perdre la propriété qu'un moyen de l'acquérir et, si le droit de l'auteur consistait en un droit sur l'œuvre même, le seul homme capable de le prescrire serait l'éditeur éditant un livre pendant trente ans sans qu'il soit exercé contre lui aucune poursuite en contrefaçon.

CHAPITRE XXX

EXTENSION DU DROIT A CINQUANTE ANS PAR LA LOI DE 1866

Le projet de loi fut enfin voté sous une qualification qu'on lui a vivement reprochée, mais qui convient à son contenu.

Loi sur les droits des héritiers et des ayants-cause des auteurs (14 juillet 1866).

Art. 1er.

La durée des droits accordés par les lois antérieures aux héritiers, successeurs irréguliers, donataires ou légataires des auteurs, compositeurs ou artistes, est portée à cinquante ans à partir du décès de l'auteur.

Pendant cette période de cinquante ans, le conjoint survivant, quel que soit le régime matrimonial, et indépendamment des droits qui peuvent résulter en faveur de ce conjoint du régime de la communauté, a la simple jouissance des droits dont l'auteur prédécédé n'a pas disposé par acte entre-vifs ou par testament.

Toutefois, si l'auteur laisse des héritiers à réserve, cette jouissance est réduite, au profit de ces héritiers, suivant les proportions et distinctions établies par les articles 913 et 915 du Code Napoléon.

Cette jouissance n'a pas lieu lorsqu'il existe, au moment du décès, une séparation de corps prononcée contre ce conjoint; elle cesse au cas où le conjoint contracte un nouveau mariage.

Les droits des héritiers à réserve et des autres héritiers ou successeurs, pendant cette période de cinquante ans, restent d'ailleurs réglés conformément aux prescriptions du Code Napoléon.

Lorsque la succession est dévolue à l'État, le droit exclusif s'éteint sans préjudice des droits des créanciers et de l'exécution des traités de cession qui ont pu être consentis par l'auteur ou par ses représentants.

Art. 2.

Toutes les dispositions des lois antérieures contraires à celles de la loi nouvelle sont et demeurent abrogées.

Cette loi est la plus complète qui ait été rendue sur la matière; les études en ont été approfondies. On a cherché à en rendre les résultats aussi équitables que possible; mais, en réalité, elle ne fait que consacrer une série de lois exceptionnelles dont le véritable motif est encore à trouver. Partant du même principe, elle aboutit à des conclusions semblables, également fausses et contradictoires.

Notre intention n'étant pas de donner un commentaire de la législation de la propriété littéraire qui, à cause de ses variations, ne peut être considérée comme définitive, mais seulement de déterminer la nature du droit de l'auteur par l'application de la loi civile, nous allons seulement nous borner à quelques observations sur cette loi de 1866.

CHAPITRE XXXI

CONSIDÉRATIONS SUR LA LOI DE 1866. — CONFUSION DES DEUX QUOTITÉS DISPONIBLES

Comme toutes les lois précédentes, elle fait consister la propriété littéraire dans le droit d'autoriser ou d'interdire la reproduction d'une œuvre.

Comme précédemment, elle fait à la veuve une situation privilégiée, mais cesse au moins de faire dépendre l'exercice de son droit de jouissance des conventions matrimoniales et le soumet aux règles de la quotité disponible et de la réserve, ainsi qu'à l'exécution des dispositions testamentaires du défunt. Cela cesse d'être un droit pour devenir une sorte de libéralité légale.

A titre de mémoire, nous rapportons ici les articles 913 et 915 du Code civil auquel la loi de 1866 soumet le droit de la veuve.

« 913. — Les libéralités, soit par actes entre-
« vifs, soit par testament, ne pourront excéder

« la moitié des biens du disposant, s'il ne laisse
« à son décès qu'un enfant légitime ; le tiers, s'il
« laisse deux enfants ; le quart, s'il en laisse
« trois ou un plus grand nombre.

« 915. — Les libéralités, par actes entre-vifs
« ou par testament, ne pourront excéder la moitié
« des biens si, à défaut d'enfant, le défunt laisse
« un ou plusieurs ascendants dans chacune des
« lignes paternelle et maternelle ; et les trois
« quarts, s'il ne laisse d'ascendants que dans
« une ligne.

« Les biens ainsi réservés au profit des as-
« cendants seront par eux recueillis dans l'ordre
« où la loi les appelle à succéder ; ils auront
« seuls droit à cette réserve, dans tous les cas
« où un partage en concurrence avec des colla-
« téraux ne leur donnerait pas la quotité de
« biens à laquelle elle est fixée. »

Mais, par une bizarrerie inexplicable, et dont,
du reste, on trouve plus d'un exemple dans
cette législation spéciale, le droit de la veuve
s'exerçant un peu à la manière d'une donation,
est soumis à la quotité disponible générale du
Code, et non pas à celle spéciale aux dispositions
entre époux spécifiée par les articles 1194 et 1198.

« 1094. — L'époux pourra, soit par contrat de
« mariage, soit pendant le mariage pour le cas
« où il ne laisserait point d'enfants ni descen-

« dants, disposer en faveur de l'autre époux, en
« propriété, de tout ce dont il pourrait disposer
« en faveur d'un étranger et, en outre, de l'usu-
« fruit de la totalité de la portion dont la loi pro-
« hibe la disposition au préjudice des héritiers.

« Et pour le cas où l'époux donateur laisserait
« des enfants ou descendants, il pourra donner
« à l'autre époux, ou un quart en propriété et
« un autre quart en usufruit, ou la moitié de
« tous ses biens en usufruit seulement.

« 1098. — L'homme ou la femme qui, ayant
« des enfants d'un autre lit, contractera un se-
« cond ou subséquent mariage, ne pourra don-
« ner à son nouvel époux qu'une part d'enfant
« légitime le moins prenant, et sans que, dans
« aucun cas, ces donations puissent excéder le
« quart des biens. »

Le droit de jouissance n'existait pas lorsqu'il y
avait contre l'époux survivant un jugement de
séparation de corps et il cessait lorsque le survivant venait à se remarier. Le sens moral de
ces dispositions se comprend ; mais c'est toujours l'assimilation du droit du survivant à un
droit de donataire. Sa suppression en cas de séparation de corps n'est que la reproduction de
l'article 299 du Code civil en partie modifié par
la loi du 27 juillet 1884 sur le divorce :

« L'époux contre lequel le divorce aura été

« prononcé perdra tous les avantages que l'autre
« époux lui avait faits, soit par contrat de ma-
« riage, soit depuis le mariage. »

Quant à la disposition faisant cesser le droit
de la veuve en cas de second mariage, c'est la
reproduction d'une clause souvent insérée dans
les libéralités entre époux. Ainsi tout dans la loi
de 1866 concourt à donner au droit de la veuve
cet aspect de libéralité légale que nous avons
signalée, c'est à peu près la même chose que
les pensions viagères faites aux veuves de fonc-
tionnaires ou de militaires : c'est un droit inhérent à la personne et ne résultant pas de la
qualité de propriétaire.

CHAPITRE XXXII

LES DROITS DE L'ÉTAT, DES CESSIONNAIRES ET DES CRÉANCIERS SUIVANT LA LOI DE 1866

On a vu que lorsque la succession d'un auteur
était dévolue à l'État le droit exclusif s'éteignait
sans préjudice du droit des créanciers et des cessionnaires. Le législateur a voulu que le droit du
domaine public prît aussitôt naissance lorsqu'il
n'y avait pas d'héritiers ; mais les deux excep-

tions posées à ce principe ont de singulières conséquences. Elles arrivent à créer au défunt une
hérédité fictive et peuvent engendrer des complications innombrables.

Que l'on suppose, par exemple un auteur cédant à un éditeur son droit, comme cela arrive
le plus souvent, pour toute la durée de sa propriété littéraire, non pas moyennant un prix
ferme mais moyennant une redevance par exemplaire. Par le contenu même de son titre, l'éditeur se trouve privilégié tant pour la durée de
la vie de l'auteur que pour cinquante ans après
sa mort. La succession de ce dernier venant à
s'ouvrir, puis à tomber en déshérence est appré-
hendée par l'État. L'éditeur se trouve exonéré
de la redevance sans cesser de jouir du privilège
exclusif d'exploiter l'œuvre. Il hérite véritable-
ment du défunt.

L'exercice des droits des créanciers a des conséquences presque semblables. Un auteur décède
laissant de nombreuses dettes. Ses droits de
propriété sont mis en vente pour la durée la plus
longue afin d'obtenir un prix plus avantageux.
Ce prix est réparti entre les créanciers. Il est
possible qu'il ne donne à chacun qu'une proportion insignifiante, tandis que l'exploitation des
droits vendus donne de gros bénéfices à l'éditeur
qui en a acquis le monopole. Il peut se faire éga-

lement que le prix d'adjudication soit supérieur aux dettes. L'État appréhendant la succession ne se refusera pas à encaisser cet excédent. Dans l'esprit de la loi, le droit des créanciers se borne seulement à toucher les revenus de l'œuvre. Le droit du domaine public ne prendrait donc naissance qu'après le paiement intégral des dettes, mais ce serait encore une autre complication et l'on se demande à qui incomberait la surveillance de ce paiement.

CHAPITRE XXXIII

DE L'OUBLI DES ŒUVRES POSTHUMES DANS LA LOI DE 1866

Enfin la loi ne parle pas des ouvrages publiés postérieurement à la mort de l'auteur, et cet oubli a donné naissance à une question qui a longtemps partagé et partage encore la jurisprudence. Celle de savoir si les œuvres posthumes ne continuent pas d'être régies par le décret de germinal an XIII. Il nous semble que cette controverse ne fait que confirmer l'opinion que nous avons émise : d'après les lois spéciales, le droit des auteurs dépend de la qualité d'une personne et non pas de la possession d'une chose.

CHAPITRE XXXIV

NÉGATION DES LOIS ANTÉRIEURES DANS LA LOI DU 16 MAI 1866

Quelques semaines avant le vote de la loi du 14 juillet 1866, avait aussi été votée une loi assez étrange, et encore en vigueur, qui, non seulement, niait de la façon la plus formelle le droit des auteurs, mais encore méconnaissait les principes proclamés par la loi de 1793 et suivis depuis ; c'est la loi du 16 mai 1866 relative aux instruments de musique mécanique et dont voici le texte :

Loi du 16 mai 1866.

Article unique.

La fabrication et la vente des instruments servant à reproduire mécaniquement des airs de musique qui sont du domaine privé, ne constituent pas le fait de contrefaçon musicale prévu et puni par la loi du 17 juillet 1793, combinée avec les articles 425 et suivant du Code pénal.

La loi ne passa pas sans difficultés, et cela se conçoit aisément, puisqu'elle n'était que la négation de celle dont elle s'inspirait.

Mérimée, rapporteur au Sénat du projet de loi, l'avait fortement combattu et il semble même qu'il ait eu la notion de ce que devait être la propriété littéraire, ou tout au moins du principe sur lequel elle devrait reposer.

« En ce qui concerne la musique en particulier, « disait-il, on se demande si le compositeur est « bien le propriétaire exclusif des sons qu'il a « combinés. Il ne peut pas empêcher qu'on les « répète de mémoire, et il ne peut demander une « rétribution à l'artiste qui les reproduit sur son « instrument, bien entendu lorsque cet artiste « ne les fait pas entendre au public et à prix « d'argent. »

En effet, la propriété littéraire est conditionnelle et relative; elle n'a de sanction pratique qu'autant qu'elle fait l'objet d'un commerce et elle se résume à un recours contre ceux qui se livrent à ce commerce; le consentement de l'auteur n'est qu'un élément secondaire et ce n'est qu'accessoirement que Mérimée se trouve amené à s'en occuper. « On peut se demander, « ajoutait-il, s'il est juste, s'il est à propos d'ap- « pliquer à la musique d'un compositeur un « moyen d'exécution qui pourrait lui déplaire « fort. Assurément, il n'y a personne dans cette « enceinte qui ne trouvât fort mauvais que, sans « l'agrément de l'auteur, un montreur de marion-

« nettes représentât une tragédie faite pour un
« théâtre impérial. On aurait beau dire qu'il im-
« porte peu que les acteurs soient des artistes
« intelligents ou des figurines de papier mâché,
« qu'entre les uns et les autres il n'y a de dif-
« férence que quant aux moyens d'exécution,
« tout le monde prendrait parti pour l'auteur de
« la tragédie ignoblement exploitée ».

Mérimée, aujourd'hui, ne serait peut-être plus
de cet avis, puisque, hier encore, des drames
sacrés étaient représentés sur des théâtres de
marionnettes et que des délicats se délectaient
à ce spectacle.

L'usage, du reste, est venu infliger un singulier démenti, non seulement à la loi de mai 1866,
mais encore à toute la législation sur la propriété artistique; en effet, la plupart des fabricants d'instruments de musique mécanique sont
liés par des traités, soit avec les éditeurs, soit
avec la Société des compositeurs de musique, et
leur paient une redevance sur les morceaux reproduits; l'auteur de la *Valse des Roses* en a
longtemps vécu. Le texte formel de la loi permettrait aux marchands de boîtes à musique de
s'exonérer de cette charge; ils n'en font rien.
Nous ne pensons pas qu'il faille attribuer cela à
un subit amour de la justice né dans leur cœur,
et il vaudrait mieux en faire honneur à l'éner-

gie des compositeurs, et surtout des éditeurs.

Au surplus, c'est là un cas où ce fameux principe de l'intérêt général, dont nous aurons à parler plus loin, reçoit une pleine satisfaction, sans que les auteurs soient pécuniairement lésés ; on peut même se demander jusqu'à quel point l'intérêt général doit se féliciter de cette libre multiplication des pianos mécaniques, des boîtes à musique, des serinettes et des orgues de Barbarie. Le contraire serait peut-être plus exact.

CHAPITRE XXXV

DE LA LIBERTÉ DU COMMERCE DE L'IMPRIMERIE

La loi de 1866 termine la législation sur le droit des auteurs et la propriété littéraire ; il n'y a lieu de signaler comme accessoirement intéressant que le décret du 10 septembre 1870.

Décret qui rend libres les professions d'imprimeur et de libraire.

Art. 1er.

Les professions d'imprimeur et de libraire sont libres.

Art. 2.

Toute personne qui voudra exercer l'une ou l'autre de ces professions sera tenu à une simple déclaration faite au Ministère de l'Intérieur.

Art. 3.

Toute publication portera le nom de l'imprimerie.

Art. 4.

Il sera ultérieurement statué sur les conséquences du présent décret à l'égard des titulaires actuels de brevets.

CHAPITRE XXXVI

LA LOI DE 1866 ET LA LOI DU 9 MARS 1891

Il faut aussi dire quelques mots de la loi du 9 mars 1891, loi civile très importante qui a apporté une innovation considérable dans notre Droit et a presque renouvelé le douaire de nos anciennes législations.

Loi du 9 mars 1891 qui modifie les droits de l'époux sur la succession de son conjoint prédécédé. (Art. 707 et 205 du Code civil).

Art. 1er.—L'article 767 du Code civil est ainsi modifié :

Art. 767. — Lorsque le défunt ne laisse ni parents au degré successible, ni enfants naturels, les biens de sa succession appartiennent en pleine propriété au conjoint non divorcé qui lui survit et contre lequel n'existe pas de jugement de séparation de corps passé en force de chose jugée.

Le conjoint survivant, non divorcé, qui ne succède pas à la pleine propriété, et contre lequel n'existe pas de jugement de séparation de corps passé en force de chose jugée a, sur la succession du prédécédé, un droit d'usufruit, qui est :

D'un quart, si le défunt laisse un ou plusieurs enfants issus du mariage;

D'une part d'enfant légitime le moins prenant, sans qu'elle puisse excéder le quart, si le défunt a des enfants nés d'un précédent mariage;

De moitié dans tous les autres cas, quels que soient le nombre et la qualité des héritiers.

Le calcul sera opéré sur une masse faite de tous les biens existant au décès du de cujus, auxquels seront réunis fictivement ceux dont il aurait disposé, soit par acte entre-vifs, soit par acte testamentaire, au profit de successibles, sans dispense de rapport.

Mais l'époux survivant ne pourra exercer son droit que sur les biens dont le prédécédé n'aura disposé ni par acte entre-vifs, ni par acte testamentaire, et sans préjudicier aux droits de réserve ni aux droits de retour.

Il cessera de l'exercer dans le cas où il aurait reçu du défunt des libéralités, même faites par préciput et hors part, dont le montant atteindrait celui des droits que la précédente loi lui attribue, et, si ce montant était inférieur, il ne pourrait réclamer que le complément de son usufruit.

Jusqu'au partage définitif, les héritiers peuvent exiger, moyennant sûretés suffisantes, que l'usufruit de l'époux survivant soit converti en une rente viagère équivalente, s'ils sont en désaccord, la conversion sera facultative pour les tribunaux.

En cas de nouveau mariage, l'usufruit du conjoint cesse, s'il existe des descendants du défunt.

Art. 2. — L'art. 205 du Code civil est ainsi modifié :

Art. 205. — Les enfants doivent des aliments à leurs père et mère ou autres ascendants qui sont dans le besoin. La succession de l'époux prédécédé en doit, dans le même cas, à l'époux survivant. Le délai pour les réclamer est d'un an à partir du décès et se prolonge, en cas de partage, jusqu'à son achèvement.

La pension alimentaire est prélevée sur l'hérédité. Elle est supportée par tous les héritiers et, au cas d'insuffisance, par tous les légataires particuliers proportionnellement à leur émolument.

Toutefois, si le défunt a expressément déclaré que tel legs sera acquitté de préférence aux autres, il sera fait application de l'art. 927 du Code civil.

Art. 3. — La présente loi est applicable à toutes les colonies où le Code civil a été promulgué.

Cette loi venait heureusement faire cesser une injustice, jusqu'alors fondamentale, de notre Droit et par suite de laquelle des époux survivants s'étaient subitement trouvé réduits à la médiocrité ou à la misère, sans autre raison que les termes plus ou moins imparfaits de leur contrat de mariage. Cette modification était depuis longtemps réclamée; certains auteurs, MM. Aubry et Rau, par exemple, ont prétendu que la loi du

14 juillet 1866, par suite du droit qu'elle accordait à l'époux survivant, était un commencement de satisfaction donné à la justice et à l'équité. En fait, il a pu en être ainsi; mais nous ne croyons pas que les rédacteurs des différentes lois sur la propriété littéraire aient jamais eu cette largeur d'idées; ils n'avaient jamais vu dans les droits de l'auteur que la rémunération d'un travail accompli au lieu d'y voir l'attribution des fruits d'un capital antérieur; dès lors cela n'était plus qu'une faveur au lieu d'être une conséquence de la loi civile. Du reste, rien dans les textes n'indique que la loi de 1891 ait été inspirée par celle de 1866.

Au cours de la discussion de 1891, on proposa bien au Sénat un amendement destiné à combiner la nouvelle loi avec le texte de 1866. Il fut repoussé par M. le rapporteur, qui déclara « que « les deux lois recevraient simultanément leur « application; c'est-à-dire que, lorsqu'il s'agirait « de la succession d'un auteur ou d'un artiste, « pour ce qui concernait la propriété littéraire ou « la propriété artistique, c'est spécialement la loi « de 1866 que l'on appliquerait, tandis que pour « ce qui concernait le surplus de la succession, « c'est le Code civil qui réglerait la dévolation de « la succession... qu'il n'y avait pas, à propre- « ment parler, de cumul, mais que l'on pourrait

« dire qu'il s'agissait, en quelque sorte, de suc-
« cessions distinctes. »

Nous ne résistons pas au plaisir de citer la fin
de ce rapport et de le livrer aux méditations des
hommes de lettres : « Il y aurait bien d'autres
« raisons, était-il dit, de nature à nous empêcher
« de faire dans le projet de loi une mention spé-
« ciale de la loi de 1866; pour n'en citer qu'une
« dont l'importance est incontestable j'ajouterai
« que si nous étions entrés dans cette voie, ce
« n'est pas seulement la loi de 1866 que nous au-
« rions dû viser, mais d'autres encore qui touchent,
« par un certain côté, aux droits de l'époux sur-
« vivant. Vous rappelez-vous, par exemple, la loi
« de 1873 relative à un ordre de succession tout
« à fait spécial, celui qui concerne les déportés
« à la Guyane ou à la Nouvelle-Calédonie? »
Telles sont les assimilations qu'inspire aux législateurs les différentes lois sur la propriété littéraire.

« Les hommes qui font des lois, a dit Victor
« Hugo, quelquefois s'y connaissent; ils ne s'y
« connaissent pas en matière littéraire. » Il aurait
pu ajouter que ceux qui font les lois ne sont pas
chargés de les appliquer, ce qui facilite singulièrement leur besogne. Essayer, dans le règlement
de la succession d'un auteur, de combiner les
dispositions de la loi de 1866, de celle de 1891,

des articles 913, 915 et 1094 du Code, est une tâche impraticable; on aboutit à un chaos inexplicable et à une confusion absolue. Nous l'avons personnellement tenté et avons été forcé d'y renoncer. Enfin, la conception de deux successions distinctes est, en droit français, une énormité; c'est la négation de l'article 732 du Code, suivant lequel la loi ne considère ni la nature ni l'origine des biens pour en régler la succession.

CHAPITRE XXXVII

ÉTAT ACTUEL DE LA QUESTION

Les écrivains ont depuis 1866 fait de nombreuses tentatives pour attirer sur eux l'attention du pouvoir législatif. Ce fut toujours en vain et il est à remarquer que seuls les gouvernements autoritaires ou monarchiques se sont préoccupés de la question sans doute pour se faire pardonner les entraves qu'ils apportaient à la libre manifestation de la pensée. Un Congrès fut tenu à Paris en 1878, au cours de l'Exposition universelle, il n'en résulta rien et il emprunta son seul intérêt à l'intervention de Victor Hugo qui y formula de nouveau le système de la redevance déjà préconisé par lui dès 1837.

En résumé, la législation sur la propriété littéraire, sans méconnaître absolument le droit des auteurs, en dénature essentiellement le caractère. A un droit de propriété partiellement démembré lors de la publication elle substitue un droit inhérent à la personne même. Elle est à la fois générale et spéciale; générale comme s'appliquant à tous les auteurs, spéciale comme les différenciant des autres hommes. L'écrivain a des droits parce qu'il est auteur et non parce qu'il est propriétaire ou possesseur, ses héritiers en ont également parce qu'ils sont parents du défunt à un degré quelconque et non pas du tout parce qu'ils recueillent un bien dans sa succession.

On a vu que pendant longtemps les droits des représentants d'un auteur étaient modifiés selon leur degré de parenté. La loi de 1866 a fait cesser cette distinction, mais seulement dans un but de générosité et non pas pour détruire un principe faux; la meilleure preuve en est la qualification qui lui a été donnée; elle est relative aux droits des auteurs; elle s'occupe des personnes et néglige la chose. Comme toute la législation antérieure elle méconnaît l'axiome juridique : on succède, aux biens et non à la personne du défunt.

Pour méconnaître à ce point les principes du droit naturel ainsi que ceux de la loi civile, il faut que les législateurs aient fait une erreur initiale ou qu'ils y aient été entraînés par des motifs particuliers, justifiant une semblable exception, d'une importance et d'une évidence telles qu'ils s'imposent à tous les esprits. C'est ce que nous allons rechercher.

DEUXIÈME PARTIE

Prétendus motifs des lois spéciales à la propriété littéraire.

CHAPITRE PREMIER

ARGUMENTS PRINCIPAUX

Au fond, la législation spéciale de la propriété littéraire provient uniquement des difficultés de réglementation du droit des auteurs, tel qu'il était envisagé. Mais c'était un aveu d'impuissance pénible pour l'amour-propre et on est arrivé à en dissimuler et même à en justifier l'imperfection par des arguments philosophiques plus ou moins subtils qui se résument dans l'intérêt général.

On y a encore ajouté une théorie moderne plus spécieuse que réelle, basée sur l'existence d'un fond antérieur, propriété commune de laquelle l'auteur tirerait les éléments de son œuvre qui ainsi ne lui appartiendrait pas et ferait retour à la masse. Ces arguments ont un grand tort, ils aboutissent à la négation absolue de la propriété; le droit ne devient plus qu'une faveur personnelle, c'est un privilège nouveau substitué à l'ancien, provenant d'une sorte de bienveillance de la société tout entière au lieu de provenir du bon plaisir du souverain.

CHAPITRE II

DE L'INTÉRÊT GÉNÉRAL

L'objection de l'intérêt général surprend un peu, de la part de législateurs qui n'ont pas habitué les hommes à tant de sollicitude et ne se sont jamais beaucoup préoccupés de donner satisfactions à des besoins autrement essentiels et urgents pour eux, que la lecture d'un poème ou la contemplation d'un tableau. Le nombre est assez restreint des individus pour lesquels la jouissance intellectuelle soit un besoin; le tracas des affaires ou même seulement le souci de leurs plaisirs et la surveillance de leur écurie les empêche d'en sentir la nécessité.

Ce n'est pas que le désir de donner satisfaction à l'intérêt général soit absolument paradoxal et subversif : mais dans l'état actuel des sociétés, il n'est pas prépondérant, il reste soumis à la liberté individuelle et au respect de la propriété privée. C'est un point de vue qui est négligé lorsqu'il s'agit du droit des auteurs et les législateurs, par impuissance ou par erreur, ont abouti au plus farouche collectivisme.

Qu'exige l'intérêt général? la plus grande facilité pour chaque homme de jouir, par la lecture ou la contemplation, des œuvres des auteurs disparus et d'en tirer tout le profit moral dont elles sont susceptibles. Il recevrait une entière satisfaction si cette jouissance pouvait s'exercer gratuitement. Les bibliothèques publiques et les musées le permettent du reste, quoique d'une façon assez restreinte. Celui qui veut prendre connaissance d'un ouvrage se trouve alors conduit à en acheter un exemplaire, c'est-à-dire un produit manufacturé où se trouve confondu le travail de l'auteur ainsi que celui de l'éditeur et des ouvriers qu'il emploie; il s'ensuit que le prix représente à la fois la rémunération des uns et des autres.

Personne n'a jamais pensé à s'attribuer un livre sans le payer et n'a jamais réclamé non plus que les exemplaires en fussent mis gratuitement à la disposition du public ; ce que l'on peut seulement souhaiter, c'est qu'ils soient en nombre suffisant pour que chacun puisse se les procurer sans difficultés et que leur rareté ne vienne pas donner naissance à la spéculation.

CHAPITRE III

L'INTÉRÊT DE L'AUTEUR EST LE MÊME QUE L'INTÉRÊT DU PUBLIC

L'intérêt de l'auteur et de sa famille est identique. Il importe pour l'héritier que les exemplaires se multiplient, moralement pour que le lustre du nom s'en augmente, matériellement pour qu'il touche le prix le plus souvent possible en totalité ou en partie. Il y a une communauté absolue qui ne peut être rompue qu'exceptionnellement.

C'est en effet par une exception que l'on a essayé de justifier l'intérêt général et on l'a fondée sur la supposition gratuite d'un héritier imbécile s'opposant à la reproduction de l'œuvre d'un grand écrivain. On compléta l'imbécillité par la négligence, puis comme cela ne suffisait pas encore à contrebalancer l'intérêt matériel, on

tomba dans la casuistique et l'on finit par se demander si l'intérêt moral de l'auteur ne l'emporterait pas parfois sur son intérêt matériel. Une
supposition a été invariablement reproduite,
chaque fois qu'il s'est agi du droit des auteurs;
celle des œuvres de Voltaire tombant après sa
mort ou après celle de son héritier, entre les
mains de la Compagnie de Jésus. Voltaire et les
Jésuites en même temps, cela était bien de nature à émouvoir l'esprit public, et l'effroi d'une
semblable éventualité persiste encore chez beaucoup de gens dont la plupart n'ont pas lu Voltaire. Ignace de Loyola aurait dû être seul
capable de provoquer une crainte aussi subtile
et aussi chimérique.

En effet, il ne sera jamais au pouvoir d'un
héritier, si mal intentionné qu'il soit, d'anéantir complètement un ouvrage; il pourra momentanément en empêcher la publication, mais
n'arrivera jamais à en détruire les exemplaires
antérieurs qui, étant devenus une propriété privée, sont hors de son atteinte. Sa tentative d'obstruction n'aura pour effet que de leur donner
une valeur plus considérable. Il en sera fait des
éditions contrefaites qui se vendront en cachette,
les volumes déposés à la Bibliothèque nationale
suffiront pour conserver l'essence de l'œuvre, et
les idées qui y sont émises ne s'en propageront

pas moins. Comme toutes les persécutions, celle-ci tournera à l'avantage de la chose qui **en** est l'objet.

CHAPITRE IV

DE L'INTÉRÊT GÉNÉRAL A L'ÉGARD DES ŒUVRES PLASTIQUES

Les lois sur le droit des auteurs étant générales et s'appliquant indistinctement au littérateur, au peintre, au musicien ou **au sculpteur**, il est permis de se demander quelle satisfaction reçoit l'intérêt général vis-à-vis d'un tableau ou d'une statue. Les textes limitent le droit du public à la reproduction, et ce n'est là qu'une demi-reconnaissance d'un droit présenté pourtant comme absolu et souverain.

En effet on peut lire un livre dans le manuscrit, dans une édition vulgaire ou composée avec toutes les ressources de la typographie; le profit ou le plaisir que l'on en retire est égal; il n'en est pas de même d'un tableau ou d'une statue. La contemplation de l'original peut seule donner une satisfaction absolue; de plus, comme le droit du public ne prend naissance que par la reproduction, il ne pourra pas s'exercer vis-

à-vis d'une œuvre qui n'aura jamais été reproduite.

CHAPITRE V

DU DOMAINE PUBLIC

L'ouvrage cessant d'appartenir à l'auteur, il
fallait pourtant bien qu'il appartînt à quelqu'un ;
aussi, comme contre-partie à l'intérêt général,
l'usage a établi le domaine public. En fait et en
droit, le domaine public existe mais se résume
dans le domaine de l'État, composé des choses
désignées dans les arlicles 538 à 541 du Code
civil.

« 538. — Les chemins, routes et rues à la
« charge de l'État, les fleuves et rivières naviga-
« bles ou flottables, les rivages, lais et relais de
« la mer, les ports, les havres, les rades et gé-
« néralement toutes les portions du territoire
« français qui ne sont pas susceptibles d'une
« propriété privée, sont considérés comme des
« dépendances du domaine public.

« 539. — Tous les biens vacants et sans maître,
« et ceux des personnes qui décèdent sans hé-
« ritiers, ou dont les successions sont aban-
« données appartiennent au domaine public.

« 540. — Les portes, murs, fossés, remparts
« des places de guerre et des forteresses font
« aussi partie du domaine public.

« 541. — Il en est de même des terrains, des
« fortifications et remparts des places qui ne
« sont plus places de guerre; ils appartiennent
« à l'État, s'ils ont été valablement aliénés, ou
« si la propriété n'en a pas été prescrite par la
« loi. »

Le domaine de l'État se divise lui-même en
domaine public et domaine privé.

Le domaine public se compose de l'ensemble
des choses qui appartiennent à l'État en vertu de
son droit de souveraineté, se trouvant hors du
commerce, soit par leur nature, soit par leur destination et dont l'entretien est à la charge du
trésor. Il s'augmente chaque jour par l'adjonc-
tion de nouveaux éléments destinés à l'usage
commun.

CHAPITRE VI

L'INTÉRÊT GÉNÉRAL ET L'EXPROPRIATION POUR CAUSE D'UTILITÉ PUBLIQUE

Si impérieux que soit l'intérêt public, l'État,
pour le satisfaire, n'a pas un droit de confiscation sur les propriétés privées. Lorsque, par

exemple, le percement de nouvelles voies de communicatiou ou l'établissement de bâtiments destinés à un service public deviennent nécessaires, il peut bien s'attribuer le sol indispensable à l'entreprise, mais à la charge d'indemniser les propriétaires dépossédés aux termes de l'article 545 du Code civil.

« Nul ne peut être contraint de céder sa pro-
« priété, si ce n'est pour cause d'utilité publique,
« et moyennant une juste et préalable indem-
« nité. »

L'application de cet article a été réglé d'une façon très précise dans la loi du 3 mai 1841, sur l'expropriation pour cause d'utilité publique. Deux conditions sont indispensables :

1º Une loi ou un décret déclarant que l'établissement projeté est bien d'utilité publique.

2º La fixation d'une indemnité dont la détermination est attribuée à un jury spécial ; sa sentence est sans appel, mais peut néanmoins faire l'objet d'un recours en cassation.

On peut y ajouter, comme troisième condition, le paiement de l'indemnité, car la prise de possession de l'État ne peut avoir lieu qu'après le versement des espèces ou, tout au moins, des offres réelles et le dépôt à la Caisse des consignations.

Si impérieux que soit l'intérêt public, les par-

ticuliers n'ont donc pas à le redouter outre mesure, et il ne peut jamais servir à les dépouiller
absolument. La loi de 1841 n'a jamais été une
cause de ruine pour qui que ce soit. Son application a, au contraire, toujours donné naissance à
de grosses spéculations ; elle est même devenue
une source de bénéfices. On n'ignore pas que,
lorsqu'une expropriation est imminente, les propriétaires s'empressent de majorer leurs immeubles au moyen de baux d'une durée et d'un
prix le plus souvent fictifs et arrivent ainsi à
obtenir des indemnités plus considérables. L'État,
sans en être la dupe, ferme bénévolement les
yeux.

CHAPITRE VII

DE L'EXPROPRIATION POUR CAUSE D'UTILITÉ PU-
BLIQUE EN MATIÈRE D'ŒUVRES LITTÉRAIRES

L'article 545 du Code civil, complété par la loi
de 1841, est un des rares textes législatifs où le
droit des particuliers soit opposé à l'intérêt général ; il lui est entièrement soumis, mais dans
des conditions qui, devenues favorables par suite
d'un abus, sont seulement équitables. Les dispo-

sitions n'en sont, du reste, pas applicables aux auteurs.

On a toutefois essayé de le prétendre, et certains ont soutenu que la péremption du délai équivalait à une expropriation. Cette mesure étant de droit étroit, ne doit pas être présumée. Du reste, dans la dépossession que subit la famille d'un écrivain, il ne se trouve aucun fait assimilable à la déclaration d'utilité publique et à l'indemnité préalable.

On a tenté cependant, dans un but généreux, de soumettre les auteurs à ces lois spéciales, de façon à donner une égale satisfaction, tant à leurs justes revendications qu'à l'intérêt général; mais l'application en rencontrerait de grandes difficultés. A l'expiration du délai, la famille de l'auteur ou les propriétaires de l'œuvre recevraient une indemnité et n'auraient plus rien à prétendre par la suite. On se demande par qui l'importance en serait déterminée et surtout avec quelles ressources l'État y ferait face. Cela deviendrait une sorte d'expropriation forcée. La loi n'autorise rien de pareil. Enfin, ce qui est plus grave, l'État expropriateur se trouverait substitué aux droits du propriétaire et, comme ces droits, tels qu'ils sont actuellement conçus, comportent la faculté d'autoriser la publication d'un ouvrage ou de s'y opposer, il se trouverait nanti d'un droit d'investigation sur la reproduction des œuvres de l'esprit, solution redoutée à juste titre au point de vue intellectuel et moral.

De plus, l'État étant chargé de l'entretien des choses comprises dans le domaine public et auquel il fait du reste face, grâce à la perception des impôts, il faudrait en conclure qu'il aurait seul la charge de la publication des livres qui seraient mis gratuitement à la disposition des lecteurs, ou dont le prix deviendrait une sorte d'impôt indirect.

On ne peut pas prétendre davantage que les œuvres d'art, par suite de l'expiration du délai, rentrent dans ce qu'on appelle le domaine privé; l'État n'a, sur les biens qui le composent, que les droits d'un propriétaire ordinaire. Il ne peut pas s'enrichir aux dépens d'autrui, et il n'acquiert, à titre privatif, que les biens qui lui sont directement vendus, les biens sans maîtres et ceux qui composent les successions en déshérence, ce qui implique, soit un consentement formel de la part d'un vendeur, soit un dessaisissement absolu, résultant d'un fait commun à tous les hommes.

CHAPITRE VIII

DU DOMAINE PUBLIC EN MATIÈRE D'ŒUVRES LITTÉRAIRES

Qu'est-ce donc alors que le domaine public en matière d'œuvre littéraire et, plus généralement, d'œuvre d'art?

En réalité, il se résume dans le droit pour chacun de jouir le plus librement possible des ouvrages des auteurs disparus, jouissance qui s'exerce par la lecture pour le livre, par la contemplation pour le tableau ou la statue, par l'audition pour le drame ou la symphonie.

En fait, c'est devenu le droit pour certains industriels, éditeurs, fabricants de bronzes d'art ou directeurs de théâtre, de publier, reproduire et représenter les œuvres des auteurs morts depuis un certain temps sans rémunération pour ces derniers ni pour leurs représentants.

Cette attribution du bien des uns au profit des autres ne donne pas la moindre satisfaction à l'intérêt du public qui est de rencontrer le moins d'obstacles possible dans l'exercice de son droit de jouissance et de se procurer, moyennant un prix modique, l'œuvre qu'il souhaite. Cela lui sera d'autant plus facile que l'exploitation commerciale de l'ouvrage sera plus libre ; mais il ne s'ensuit pas que l'auteur ou le propriétaire ne doive pas avoir un droit, si minime qu'il soit, sur le produit vendu.

CHAPITRE IX

DES CHOSES COMMUNES

Le domaine public résultant de l'application des lois spéciales à la propriété littéraire, ne pouvant pas s'assimiler à celui qui est déterminé par la loi, on en est conduit à se demander si l'œuvre d'art n'est pas régie par l'article 714 du Code civil :

« Il est des choses qui n'appartiennent à per-
« sonne et dont l'usage est commun à tous.

« Des lois spéciales règlent la manière d'en
« jouir. »

Les rédacteurs du Code n'ont pas cru devoir donner une désignation de ces choses, estimant sans doute qu'il n'en était pas besoin. Plus explicites, les législateurs de l'antiquité n'ont pas reculé devant une énonciation un peu naïve ainsi formulée dans le texte de Justinien : *Et quidem naturali jure, communia sunt omnium hæc: Aer, aqua profluens, et mare, et per hoc littera maris ;* d'après le droit naturel sont choses communes : l'air, les cours d'eau, la mer et, par suite, les rivages de la mer.

L'article 714 n'est que la reproduction de ces dispositions et il ne s'y trouve rien qui, de près ou de loin, ressemble à l'œuvre littéraire. Les termes cependant nous en conduisent à dire quelques mots de l'objection du fond antérieur auquel l'auteur ferait des emprunts, rendant, suivant l'expression d'un littérateur belge, à l'avenir ce qu'il tenait du passé.

En France, on s'est contenté de dire que les idées étaient dans l'air. Un livre est en effet composé d'idées et de mots; idées que chacun peut concevoir et mots dont chacun peut se servir, éléments impalpables que l'on a tenté d'assimiler à ceux désignés par le droit romain.

Mais il n'est pas exact de dire que la loi s'oppose absolument à l'appropriation particulière de choses destinées à l'usage commun. Elle la consacre parfois ou consacre tout au moins l'appropriation de certaines richesses dérivées de ces choses.

L'air commun et nécessaire à tous les hommes, peut être vicié dans un rayon déterminé par des usines ou des établissements insalubres; la loi, à la vérité, soumet leur installation à des autorisations et à des enquêtes très minutieuses, mais qui n'en constituent pas moins, au profit des concessionnaires, l'attribution formelle d'une chose commune; ces derniers en sont bien les seuls maîtres puisque, par l'usage qu'ils en font, ils la rendent impropre à ceux auxquels elle était destinée, c'est-à-dire à tous les hommes indistinctement.

Certaines parties de notre territoire jouissent d'une température particulièrement douce; les habitants de ces régions en ont la jouissance exclusive sans être tenus à aucune réciprocité à l'égard des autres hommes ou de la chose publique. Le climat, qu'ils ne peuvent s'approprier privativement, n'en demeure pas moins pour eux une source de richesses fort importante, et nul n'a jamais songé à en contester la légitimité.

CHAPITRE X

DE L'ARGUMENT DU FONDS COMMUN

Bien que n'ayant aucun caractère juridique, la théorie d'un fonds antérieur a rencontré beaucoup de défenseurs. Elle peut bien séduire l'esprit, car la formule en est simple : mais elle ne résiste pas à un examen attentif. C'est surtout l'opinion publique qui s'en est emparée, et tant de partisans ont voulu y voir la justification des lois spéciales, qu'il n'est pas permis de la traiter comme une quantité négligeable.

Mêlé tant au mouvement politique qu'au mouvement littéraire de son époque, Villemain, le principal promoteur de cette théorie, était une autorité considérable ; mais sa conviction ne paraît pas avoir été bien profonde et elle semble née surtout de l'impossibilité de réglementation à laquelle se heurtèrent les commissions de 1836 et 1841. Dans le rapport, qu'en qualité de ministre de l'Instruction publique, il présentait à la Chambre des députés, en 1841, il s'exprimait en des termes qui ne prêtent pas à l'ambiguïté.

« En étendant un peu les droits de l'auteur,
« le projet a maintenu ceux du domaine public,
« et, par conséquent de la libre concurrence. C'est
« dire assez que cette loi ne suffit pas pour ac-
« quitter ce qui est dû aux hommes illustres
« dans les lettres et dans les arts, et qu'elle ne
« dégage pas l'État de l'obligation qu'il contracte
« envers ceux dont les ouvrages le servent et
« l'honorent, et qui souvent ne lèguent à leurs
« familles que la gloire de leur nom. »

Cette conclusion contient du reste une erreur, le droit de l'auteur est un droit civil; il naît de l'œuvre elle-même. L'État n'a pas l'obligation de rémunérer les écrivains, mais seulement celle de leur assurer la libre disposition de ce qu'ils possèdent. Néanmoins, comme législateur, Villemain aurait peut-être conclu à la perpétuité; c'est comme homme de lettres qu'il a conclu à la limitation.

L'opinion a jugé que sa théorie était irréfutable puisqu'elle l'amenait à des conséquences contraires à ses propres intérêts; mais son bagage littéraire, composé surtout d'œuvres critiques, aurait dû ouvrir les yeux à ses aveugles partisans. En effet, l'opinion d'un critique sur le droit des auteurs est intéressée et nécessaire, il ne crée pas, travaille uniquement sur les œuvres des autres et, pour se justifier à ses propres yeux, se trouve fatalement amené à conclure que les ouvrages antérieurs forment un patrimoine commun que chacun est libre d'exploiter. La critique n'est que la conséquence des ouvrages précédents; sans ces derniers, elle n'existerait pas.

Un livre peut en inspirer un autre; mais le second n'anéantira pas le premier; ils subsisteront côte à côte et souvent le nouvel ouvrage ramènera l'attention sur l'ouvrage primitif, parfois tombé dans le discrédit.

CHAPITRE XI

DE LA COMMUNAUTÉ DES IDÉES

Du patrimoine commun, il n'est pas douteux qu'il faille exclure les œuvres antérieures. Il n'est pas plus permis de s'attribuer la propriété morale d'un livre que de s'en approprier les profits matériels ; ce qui reste commun à tous ce sont les mots et les idées.

Mais avant les idées, il y a les faits et les sensations qui leur ont donné naissance, de sorte que les idées dérivent elles-mêmes d'un fonds antérieur. En dernière analyse il faudrait conclure qu'Homère est tributaire des héros de l'antiquité, puisque sans la guerre de Troie et les voyages d'Ulysse, il n'aurait fait ni l'*Iliade*, ni l'*Odyssée*. Il est probable qu'il aurait fait autre chose qui serait également un chef-d'œuvre.

Prétendre que le livre n'est que l'application des idées antérieures, c'est réduire son importance à celle d'un simple procès-verbal et méconnaître la valeur de la forme qui est un de ses éléments essentiels et constitue en grande partie l'individualité de l'ouvrage. L'idée primitive peut être commune à tous ; la personnalité de l'auteur s'affirme par les développements qu'il lui donne, les conséquences et les conclusions qu'il en tire et le style dont il les revêt. Tout le monde peut concevoir le jaloux, l'hypocrite ou la femme romanesque et en faire le point de départ d'une composition littéraire ; Shakespeare, Molière et Flaubert font seuls *Othello, Tartuffe* et *Madame Bovary*.

Les idées innées sont communes à tous, mais elles constituent plutôt l'instinct ; les idées suggérées se modifient et se transforment sans cesse ; l'homme du dix-neuvième siècle a des conceptions que n'aurait jamais eu l'homme de l'antiquité ou du moyen âge. Ces nouvelles idées ne sont pas nées naturellement, le livre ne les a pas seulement propagées, il les a engendrées et si aujourd'hui le patrimoine d'idées de la race humaine est plus riche et plus varié, ce n'est pas au travail de tous, mais seulement au travail de quelques-uns qu'elle en est redevable.

C'est à ces derniers que doit aller l'hommage et la reconnaissance de ceux qui en profitent, comme c'est leur descendance qui doit bénéficier des sacrifices matériels que nous faisons pour nous approprier leurs ouvrages.

Les idées se multipliant et se perfectionnant sans cesse, les chefs-d'œuvre devraient devenir

de jour en jour plus nombreux et plus parfaits;
il suffirait d'un bon apprentissage pour en créer,
la production de l'heure présente détruirait celle
de l'heure écoulée; le livre d'aujourd'hui anéan-
tirait tous les autres en les résumant. Nous
sommes loin de cette idéale perfection.

L'esprit humain progresse, mais non pas les
productions de l'esprit. Des génies surgissent à
certaines époques. Le milieu où ils vivent, les
événements auxquels ils se trouvent mêlés, les
conditions sociales où ils se débattent peuvent
influer sur leur esprit et leur faire concevoir des
œuvres déterminées; un autre milieu, d'autres
événements, d'autres circonstances les auraient
portés à l'accomplissement d'autres ouvrages.
Ils créent parce qu'ils ont en eux une force créa-
trice indépendante des conditions de leur existence, ils créent par la seule force de leur génie.
Si Homère fût venu au monde en 1802, il aurait
peut-être fait la *Légende des Siècles* ou les
Châtiments, de même que si Victor Hugo eût
été le contemporain de Pâris, d'Agamemnon et
d'Achille il fût peut-être devenu le chantre de la
Guerre de Troie.

CHAPITRE XII

DE LA COMMUNAUTÉ DU LANGAGE

Ce que nous avons dit des idées peut d'autant mieux s'appliquer aux mots et au langage qu'ils constituent une propriété beaucoup plus exclusive. Les idées, et principalement les idées innées, naissent indistinctement dans l'esprit de tous les hommes; la langue est seulement commune à un peuple. De même qu'avant les idées il y a les faits et les sensations, avant les mots il y a la pensée dont le langage est le mode d'expression; là encore il y a un fonds antérieur, tiré de l'homme même, et non du monde extérieur.

Du reste, la langue d'un peuple n'est pas la source des œuvres de l'esprit, elle n'en est que le résultat; elle ne naît pas le jour où certaines peuplades et certains territoires sont réunis et agglomérés sous la désignation politique de Royaume, Empire ou République, mais seulement le jour où de grands écrivains coordonnent les différents idiomes employés et en forment un tout.

La langue ne fait pas les auteurs, ce sont au contraire les auteurs qui la font. Le Dante a fait la langue italienne, Rabelais, La Fontaine et Voltaire n'ont pas écrit parce qu'il y avait une langue française, mais il y a une langue française parce que Rabelais, La Fontaine et Voltaire se sont servi des mots qui la composent et que, de leurs ouvrages, on a tiré les éléments de certaines règles générales. Le langage n'est pas plus fixe que les idées, il varie tous les jours et subit les modifications qu'y apportent les auteurs. L'usage peut s'emparer d'un mot nouveau, mais ce mot n'acquiert droit de cité que lorsqu'un grand écrivain reconnu pour tel s'en est servi. Villemain, qui était de l'Académie, aurait pu se souvenir des travaux du dictionnaire.

*
* *

On voit qu'en résumé la législation de la propriété littéraire et la limitation du droit des auteurs sont basés sur des arguments très contestables et n'ayant pas une évidence suffisante pour s'imposer par eux-mêmes à tous les esprits. En réalité ils ne servent qu'à dissimuler des difficultés de réglementation auxquelles on s'est toujours heurté par suite d'une conception fausse du droit lui-même ; infailliblement, on s'y heurtera toujours tant que l'on partira du même principe. Négligeant la personne de l'auteur, nous allons considérer l'œuvre en elle-même et essayer de lui appliquer les dispositions de la loi.

TROISIEME PARTIE

Du véritable caractère du droit des Auteurs, de son exercice et de sa réglementation.

CHAPITRE PREMIER

DE L'EXISTENCE INTRINSÈQUE DE L'ŒUVRE LITTÉRAIRE

A grand renfort d'arguments subtils dont nous avons cité quelques-uns, on a répété que la propriété littéraire n'était pas une propriété comme les autres. La question est mal posée ainsi ; avant d'étudier une propriété, il faut étudier l'objet auquel elle s'applique ; ici c'est l'œuvre littéraire.

Il ne s'agit pas de savoir si l'auteur a un droit de propriété sur son ouvrage, mais si cet ouvrage est susceptible de donner naissance à des droits, de quelle nature ils sont et à qui ils profitent. La personne de l'écrivain doit être négligée ; il reste une œuvre, c'est-à-dire une richesse, une valeur, un capital ou un bien, peu importe, les expressions étant équivalentes.

Il est inadmissible que cette richesse n'appartienne à personne et, par suite, à tout le monde ; c'est à la fois contraire au bon sens et à la loi qui ne reconnaît comme ayant le caractère de choses communes que les éléments. Il s'agit donc de découvrir le véritable propriétaire. Auparavant examinons les métamorphoses qu'elle subit.

L'existence d'un ouvrage de l'esprit se divise en deux phases ; la première limitable qui va de l'achèvement à la publication, la seconde qui part de la publication et dont la durée est indéterminée. L'œuvre achevée et inédite existe à l'état latent comme les richesses enfouies dans le sol, non seulement les richesses naturelles, mais encore celles qui y ont été placées par la main de l'homme, qu'il y a abandonnées et sur lesquelles il ne peut plus faire valoir ses droits. L'article 716 du Code en règle l'attribution.

« La propriété d'un trésor appartient à celui
« qui le trouve dans son propre fonds ; si le trésor
« est trouvé dans le fonds d'autrui, il appartient
« pour moitié à celui qui l'a découvert ; et pour
« l'autre moitié au propriétaire du fonds.

« Le trésor est toute chose cachée ou enfouie
« sur laquelle personne ne peut justifier sa pro-
« priété, et qui est découverte par le pur effet du
« hasard. »

Par la publication l'auteur porte à la connaissance des hommes la découverte d'un trésor et
l'existence d'une richesse nouvelle. Ce fait, loin
d'anéantir son droit, le confirme au contraire,
puisqu'il en exclut les autres hommes. La propriété est privative ; elle n'existe que lorsque
chacun a la notion de l'objet auquel elle s'applique ; elle n'est donc pas complète auparavant
et il n'y a qu'à partir de ce moment que la loi
peut la protéger efficacement.

CHAPITRE II

DE LA NATURE ÉCONOMIQUE DE L'ŒUVRE
LITTÉRAIRE

Nous avons considéré l'œuvre littéraire comme
un capital ; mais le mot capital est une expression économique qui n'a pas cours en droit et le
Code divise seulement ce qui existe en deux
grandes classes : les personnes et les biens.

Juridiquement l'œuvre littéraire est donc un bien, une sorte de richesse immatérielle dont l'industrie tire des produits matériels tombant sous le sens et qui s'échangent contre une somme d'argent.

Les biens sont de deux sortes, ils sont meubles ou immeubles. (Art. 516 du Code civil.)

Ici pourrait se poser une question, celle de savoir si la richesse constituée par une œuvre littéraire est mobilière ou immobilière; on pourrait là-dessus discuter à l'infini; mais l'on arriverait fatalement à se perdre dans ce que nous nous permettrons d'appeler la métaphysique du droit. L'essentiel, c'est que cette richesse spéciale existe; peu importe sa nature; on peut la considérer comme mobilière. Du reste, on verra par la suite que la propriété de l'auteur s'exerce non sur l'œuvre elle-même, mais sur les droits qui en résultent et sur les produits de son exploitation.

CHAPITRE III

DE LA PROPRIÉTÉ ET DES MODIFICATIONS DONT ELLE EST SUSCEPTIBLE

Les biens, dans leurs rapports avec ceux qui les possèdent, sont régis par les articles 537 et 543 du Code.

« 537. — Les particuliers ont la libre disposi-
« tion des biens qui leur appartiennent, sous les
« modifications établies par la loi.

« 543. — On peut avoir sur les biens, ou un
« droit de propriété, ou un simple droit de jouis-
« sance, ou seulement des services fonciers à
« prétendre.

Le Code fournit encore la définition de ces divers droits.

« 544. — La propriété est le droit de jouir et
« de disposer des choses de la manière la plus
« absolue pourvu qu'on n'en fasse pas un usage
« prohibé par les lois ou par les règlements.

« 578. — L'usufruit est le droit de jouir des
« choses dont un autre a la propriété, comme le
« propriétaire lui-même, mais à la charge d'en
« conserver la substance.

« 637. — Une servitude est une charge imposée
« sur un héritage pour l'usage et l'utilité d'un
« héritage appartenant à un autre propriétaire.

« 638. — La servitude n'établit aucune pré-
« éminence d'un héritage sur l'autre.

« 639. — Elle dérive ou de la situation natu-
« relle des lieux, ou des obligations imposées
« par la loi, ou des conventions entre les pro-
« priétaires.

« 649. — Les servitudes établies par la loi ont

« pour objet l'utilité publique ou communale, ou
« l'utilité des particuliers. »

A ces droits il faut en ajouter un autre que ne
signale pas l'article 543 et qui n'est, du reste,
qu'un dérivé de l'usufruit ; c'est le droit d'usage,
c'est-à-dire le droit de se servir des choses dont
un autre a la propriété, comme le propriétaire
lui-même, mais à la charge d'en conserver la
substance.

Le Code ne contient aucune ambiguïté, un bien,
quel qu'il soit. est susceptible de propriété, d'usufruit, d'usage, de servitude ou services fonciers.

On est d'accord pour considérer que l'auteur a
la propriété privative et absolue de son œuvre
tant qu'il ne l'a pas publiée. C'est un point essentiel. Partant de là, il s'agit de déterminer les
modifications ou démembrement qu'y. apporte la
publication. Si les effets en sont tels que le dessaisissement soit absolu, l'auteur, définitivement
dépossédé. n'a rien à réclamer ; si le démembrement n'est que partiel, l'auteur conserve ce qui
reste du droit primitif, si infime que soit ce reste
et il est injuste d'en limiter la durée.

Or la publication ne constitue qu'un démembrement partiel de la propriété.

CHAPITRE IV

APPLICATION DES DROITS RÉELS A L'ŒUVRE LITTÉRAIRE

En effet dans sa forme la plus parfaite et la plus absolue elle comprend : le droit d'user, le droit de jouir et le droit de disposer ; ils peuvent se démembrer au profit d'un, deux ou même trois individus différents sans que pour cela la propriété cesse d'exister.

Appliquons ces différents droits à l'œuvre littéraire.

User d'une chose, c'est s'en servir pour tous les usages auxquels elle peut se prêter : pour un ouvrage de l'esprit, le droit d'user consiste donc dans le droit de le lire, de le contempler ou de l'écouter.

Jouir d'une chose, c'est en retirer tous les fruits qu'elle est susceptible de donner, c'est-à-dire toucher le prix moyennant lequel s'exercera l'usage et plus exactement le produit des exemplaires des représentations ou des auditions.

Disposer d'une chose, c'est l'aliéner, c'est-à-dire transférer à autrui le droit d'en percevoir les fruits; cette transmission s'opère à titre onéreux ou gratuit, par contrat, testament ou donation, ou bien par la dévolution successorale. De même user d'une maison, c'est l'habiter; en jouir, c'est en toucher les loyers; en disposer, c'est la vendre, la donner ou la léguer, c'est-à-dire transférer à autrui le droit de l'habiter ou d'en toucher les loyers.

User de la richesse préexistante qui est l'œuvre littéraire ou musicale, c'est-à-dire lire le roman ou le poème, écouter le drame ou la symphonie, tirer de cette lecture et de cette audition soit un profit moral, soit une distraction passagère, c'est à cela que se résument et se bornent les droits du public; c'est cela que l'auteur lui a concédé volontairement ou non, sans s'en rendre compte ou bien en ayant conscience, peu importe, et il eût été du devoir du législateur et du jurisconsulte de l'éclairer sur la portée juridique et légale de l'acte accompli par lui.

CHAPITRE V

DU CONTRAT ENTRE L'AUTEUR ET LA SOCIÉTÉ

La publication, c'est la constitution d'un droit d'usage au profit des hommes en général.

A ce moment naît un contrat entre l'auteur et
la société : un propriétaire a fait une promesse,
dont chacun peut réclamer l'exécution en se soumettant aux conditions auxquelles elle a été soumise.

Cette théorie d'un contrat entre l'auteur et la
société a été, il y a longtemps déjà, formulée,
dans les termes suivants, par Boufflers, dans un
rapport d'une merveilleuse clarté, qu'il fit à l'Assemblée constituante, le 30 décembre 1790, et à
la suite duquel fut votée la loi du 7 janvier 1791
relative aux découvertes utiles et aux moyens
d'en assurer la propriété aux acteurs :

« Tant qu'un inventeur n'a pas dit son secret,
« il en est le maître, et rien ne l'empêche ou de
« le tenir caché, ou de fixer les conditions aux-
« quelles il consent de le révéler. Il est libre en
« contractant avec la société, comme la société
« en contractant avec lui; le contrat une fois
« passé, elle est engagée envers lui, comme il est
« engagé envers elle, et tant qu'il est fidèle à ses
« engagements, elle ne lui doit pas moins de pro-
« tection dans les moyens qu'il prend pour le
« développement de sa nouvelle idée, qu'elle ne
« lui en accorderait pour l'exploitation de son
« patrimoine...

« Voici donc, si je ne me trompe, à quoi peut
« se réduire le premier contrat entre l'inventeur

« et la société. L'inventeur désire qu'on le laisse
« jouir paisiblement d'une chose qui vient de lui,
« qui est à lui; et la preuve qu'il en offre, c'est
« qu'elle n'est connue que de lui; il demande
« pour cela qu'on interdise d'avance à tout autre
« de s'en emparer quand il l'aura fait connaître,
« et ce n'est qu'à cette première condition qu'il
« manifestera ce qu'il appelle sa découverte. Or,
« cette première proposition, ainsi que la condi-
« tion qu'on y attache, est essentiellement juste,
« et le corps social ne peut s'y refuser, car l'ex-
« posé de l'inventeur est vrai ou faux : dans le
« premier cas, la société a quelque chose à
« gagner; dans le second elle n'a rien à perdre. »

Revenant encore sur ce sujet, quelques mois
plus tard, il ajoutait :

« Que dit l'inventeur : J'ai une idée qui peut,
« à la fois, vous être utile et me devenir profi-
« table, mais qui ne pourrait m'être profitable
« qu'autant que vous la trouveriez utile; si je ne
« vous la disais point, peut-être ne la sauriez-vous
« jamais; et en même temps, si je vous deman-
« dais un prix pour vous la confier, vous crain-
« driez, avec raison, de faire un mauvais marché.
« D'après cette considération, voici une propo-
« sition qui ne peut compromettre que moi; je
« consens à vous faire connaître ma découverte,
« pourvu que pendant un temps déterminé vous

« empêchiez que personne autre ne s'en empare,
« et que, pendant quelque temps, la chose dont
« il s'agit reste uniquement à ma disposition;
« c'est à vous, ensuite, à la prendre chez moi s'il
« vous convient, ou à la laisser si elle ne vous
« convient point. »

Les deux rapports de Boufflers, bien que relatifs à la propriété industrielle, et non à la propriété artistique ou littéraire figurent parmi les textes les plus intéressants à consulter sur la question qui nous occupe; ce sont, avec le discours de Lamartine, en 1841, les morceaux oratoires où le droit des auteurs et des inventeurs, de ceux que l'on pourrait presque qualifier de propriétaires immatériels, est défendu avec le plus d'éloquence, le plus de logique et le plus de bon sens.

Il est vrai que Boufflers ne posait pas la question de la perpétuité et ne réclamait qu'une propriété temporaire; mais il ne faut pas perdre de vue qu'il ne s'inquiétait que des inventions industrielles. Or, la propriété industrielle et la propriété artistique ou littéraire, bien que semblables en principe, présentent, en dernière analyse, des différences assez sensibles. L'intérêt général y a une part beaucoup plus grande. Il entre, dans une invention industrielle, des éléments matériels beaucoup plus importants que dans une œuvre de littérature ou d'art ; enfin la science progresse sans cesse. La plupart des inventions industrielles sont dérivées les unes des autres, elles n'ont pour but que la perfection d'une invention antérieure, ou la fabrication d'un produit ultérieur.

Un homme a imaginé de construire un bateau, un autre a fabriqué les rames, les voiles ont remplacé les rames, comme la vapeur a remplacé les voiles, comme l'électricité remplacera elle-même la vapeur et sera peut-être un jour remplacée par une nouvelle force encore ignorée. Les inventions industrielles sont presque toutes tirées d'un fond antérieur, le capital qu'elles représentent n'est que relatif ; au contraire, pour les œuvres de l'esprit, il est absolu. L'œuvre existe par elle-même, la plupart du temps sans s'inspirer des œuvres du passé et sans préparer celles de l'avenir. La littérature et l'art ne progressent pas, ayant acquis, dès le principe, leur plus haut degré de perfection et l'on conçoit aisément qu'ils ne soient pas régis par une législation identique à celle des inventions industrielles.

CHAPITRE VI

DE LA NATURE DES DROITS DU PUBLIC

Ici, nous nous séparons nettement de la législation, de la jurisprudence et de la doctrine. La plupart en effet considèrent que les hommes ont la propriété des œuvres de l'esprit, alors que les auteurs n'en ont que l'usufruit. L'erreur est explicable, elle n'est que la conséquence de la conception première.

Considérant que l'auteur n'avait des droits qu'en sa qualité d'auteur et qu'ils constituaient, plutôt qu'une attribution légale, la récompense d'un travail accompli par lui, on se trouvait presque fatalement amené à reconnaître à ces droits un caractère temporaire et usufructuaire. Au contraire, donnant pour point de départ au droit des auteurs, l'existence d'une richesse spéciale, il n'y a qu'à rechercher les droits auxquels cette richesse donne naissance, en déterminer l'attribution, et l'on se trouve conduit à ne les limiter qu'autant que son existence est limitée elle-même.

L'usufruit et l'usage, presque similaires dans

leur application, sont l'un et l'autre soumis à une condition essentielle, l'interdiction, pour celui à qui ils profitent, d'altérer la substance du bien auquel ils s'appliquent. Or, les droits du public sont bien soumis à cette condition; les générations successives peuvent, pendant la suite des temps, user d'une œuvre de l'esprit, elles n'en altèrent pas la substance; l'œuvre, après des siècles, est encore ce qu'elle était au premier jour. Le propriétaire d'un bien grevé d'usufruit ou d'usage est essentiellement passif, il doit laisser faire, comme l'auteur qui a fait un livre n'a qu'à attendre le profit, l'indifférence ou la gloire sans pouvoir y aider. Le public est le seul personnage actif : il use de la chose, en détermine la valeur et le succès, mais pas plus qu'il ne la crée, il ne peut la détruire, il ne peut pas empêcher qu'elle soit.

L'œuvre négligée n'est qu'un bien improductif : c'est la terre en friche, le sol aride, la lande inféconde et infertile où rien ne pousse et pour laquelle on ne peut trouver aucun locataire; le livre, lu et admiré, c'est la terre féconde et fertile où tout germe et se reproduit, dont les fruits nourrissent les hommes, dont la fertilité enrichit son propriétaire.

Au moment de la publication il se forme en définitive, entre l'auteur et le public, un contrat en vertu duquel ce dernier acquiert un droit d'usage sur l'œuvre publiée.

CHAPITRE VII

DE LA LIMITATION DES DROITS DU PUBLIC

Ici se pose la question à laquelle on mêle faussement l'intérêt général, celle de la limitation du droit du public. En effet l'usufruit et l'usage sont temporaires, non pas tant par essence que par l'inaptitude des hommes à concevoir l'infini et l'illimité.

Les modes d'extinction sont déterminés par l'article 617 du Code civil : ce sont :

« La mort naturelle et la mort civile de l'usu« fruitier.

« L'expiration du temps pour lequel ils sont « accordés.

« La consolidation ou la réunion sur la même « tête des deux qualités d'usufruitier et de pro« priétaire.

« Le non usage du droit pendant trente ans.

« La perte totale de la chose sur laquelle ils « sont établis. »

Aucun de ces moyens n'est applicable au droit du public, non à cause de l'intérêt général, mais par suite des circonstances dans lesquelles il est constitué, des conséquences qui en résultent et pour deux raisons : l'une provenant du chef même de l'auteur, l'autre résultant de la nature même de la chose.

Le droit du public ne peut pas être limité du chef de l'auteur parce que, lorsqu'il a publié son livre, il n'en a pas limité l'usage à une personne et à une catégorie d'individus déterminés, mais à tous ceux qui à toute époque voudront en prendre connaissance. Il a convié l'humanité tout entière à user de la richesse créée par lui, et il s'ensuit que tous doivent pouvoir exercer ce droit en toute liberté et sans autres entraves que l'accomplissement des conditions auxquelles son exercice a été soumis.

Le droit du public ne peut pas non plus être limité à raison de la nature même de la chose, parce que la publication a un effet irrémédiable. Le livre paru s'introduit dans l'esprit des hommes et il n'est plus possible de l'en arracher; l'exemplaire acheté est devenu une propriété privée dans laquelle se conserve la substance de la richesse qui lui a donné naissance et qu'ainsi l'on pourra toujours retrouver. Y eut-il moyen de détruire tous les exemplaires d'un ouvrage, le souvenir n'en subsisterait pas moins et se perpétuerait par la tradition orale. La richesse constituée par l'œuvre littéraire est indestructible.

L'auteur n'a donc ni le droit ni le pouvoir de limiter l'usage du public qui, ainsi, devient une sorte de servitude dérivant de la nature même de la chose. On peut, si l'on veut, y joindre l'intérêt général, mais on n'en doit tenir compte que parce qu'il est d'accord avec la réalité des faits et conforme aux principes du droit.

CHAPITRE VIII

LE DROIT DU PUBLIC A LE CARACTÈRE D'UNE SERVITUDE

« Le propriétaire d'une source, dit l'article 643
« du Code civil, ne peut en changer le cours, lors-
« qu'elle fournit aux habitants d'une commune,
« village ou hameau, l'eau qui leur est néces-
« saire, mais si les habitants n'en ont pas acquis
« ou prescrit l'usage, le propriétaire peut récla-
« mer une indemnité, laquelle est réglée par ex-
« perts. »

L'œuvre littéraire, c'est la source intellectuelle où viennent s'abreuver les générations successives. Le propriétaire n'en peut changer le cours, ni empêcher l'usage qui en est fait; mais il a droit de réclamer une indemnité et le public n'aura prescrit cet usage que lorsque le propriétaire aura, pendant un certain temps, négligé de percevoir ou de réclamer son indemnité.

Les expressions droits d'auteur et propriété littéraire ne signifient et ne peuvent pas signifier autre chose que droit pour l'auteur ou le propriétaire de toucher la redevance moyennant laquelle le public use de l'œuvre.

« Dans cette grave question de la propriété « littéraire, a dit Victor Hugo, il y a deux unités « en présence : l'auteur et la société. » Pour entrer dans un domaine plus précis il y a deux patrimoines distincts; le patrimoine particulier de l'auteur, le patrimoine public de la société. Le premier est grevé d'une servitude au profit du second; mais elle n'établit aucune prééminence de l'un sur l'autre. Les droits des parties en présence, respectables à un titre égal, reçoivent une égale satisfaction.

Nous conclurons en disant que l'œuvre littéraire constitue un bien susceptible de propriété exclusive et privative, qui, par suite de la publication, se trouve affecté, au profit du public, d'un droit d'usage et d'une servitude perpétuels. L'auteur qui a publié un livre ne peut plus le retirer de la circulation et, comme les droits des lecteurs s'exerceront d'autant plus facilement

que les exemplaires en seront plus nombreux,
il n'a pas le droit de s'opposer à leur multiplication. Il doit seulement se contenter de toucher
les redevances moyennant lesquelles s'exerce
l'usage et la servitude de ceux à qui il les a
concédés; ce sont ces redevances qui constituent
les doubles revenus de son bien, revenus moraux qui sont la gloire et l'admiration dont
bénéficieront son nom et sa mémoire, revenus
pécunaires qui sont tout ou partie du prix du
volume ou de la place de théâtre.

CHAPITRE IX

DES CONDITIONS AUXQUELLES EST SOUMIS LE DROIT DU PUBLIC

On objectera sans doute que la propriété de
l'écrivain, dépourvue du droit d'usage et grevée
d'une servitude perpétuelle, n'est plus une propriété et devient singulièrement illusoire. Cette
objection serait fondée si le public usait gratuitement; mais il n'en est rien.

Un livre, une place de théâtre se paient. Cela
devient une valeur commerciale, le prix est destiné à rémunérer à la fois l'auteur, l'éditeur, les

typographes, le directeur de théâtre, les interprètes et tous les autres collaborateurs, dans des proportions sans doute infinitésimales pour chaque unité, mais qui, multipliées, arrivent à faire des sommes considérables. C'est le droit à ce prix qui est la sanction de la propriété littéraire. Du moment que le prix d'un livre comprend autre chose que le prix du papier et le salaire des ouvriers qui l'ont composé, la différence en plus constitue des bénéfices dont la principale partie doit revenir au propriétaire de la richesse qui y a donné naissance.

On a dit que l'auteur donnait son livre à la société. Moralement, il s'en dessaisit d'une façon presque absolue puisqu'il ne peut plus le reprendre ; matériellement il promet de le donner moyennant un prix qui est celui de l'exemplaire et qui se multiplie au fur et à mesure que les exemplaires se multiplient eux-mêmes. C'est le public qui, par son empressement, est seul maître de limiter plus ou moins cet accroissement. L'auteur qui publie un livre se réserve toujours une redevance sur son prix de vente : c'est cela qui constitue son droit et c'est cela qui doit être respecté tant que l'ouvrage se négocie par les voies commerciales.

Faut-il envisager les cas où le public use gratuitement d'une œuvre littéraire? Ils sont assez

restreints. Chacun peut aller lire un ouvrage à la
Bibliothèque Nationale, comme chacun peut assister à une représentation gratuite donnée à l'occasion d'une fête publique; mais combien songent
à se prévaloir de ce droit? Les livres et les places
de théâtre se paient sans que personne songe à
s'en étonner; l'industrie de l'éditeur comme l'industrie théâtrale mettent en mouvement des
sommes considérables; ces sommes sont le produit de l'exploitation de richesses spéciales et
elles doivent, par conséquent, revenir au propriétaire de ces richesses.

CHAPITRE X

DE L'IMPORTANCE QU'IL FAUT ATTACHER A LA VOLONTÉ DE L'AUTEUR

Nous croyons très fermement, en ce qui nous
concerne, que l'expression propriété littéraire ne
veut pas dire autre chose que droit de toucher, à
l'exclusion des autres hommes, le prix d'un ouvrage. Or c'est l'erreur de la législation de l'avoir
fait consister dans le droit d'autoriser ou d'interdire la publication d'un livre déjà publié ou la représentation d'une pièce déjà représentée, et d'a-

voir pour ainsi dire donné une sanction pécuniaire à ce consentement. Il est donné, une fois
pour toutes, lors de l'apparition de l'œuvre.

« L'auteur, a dit Victor Hugo, a évidemment
« un droit absolu sur son œuvre; ce droit est
« complet. Il va très loin car il va jusqu'à la des-
« truction. Mais entendons-nous bien sur cette
« destruction. Avant la publication, l'auteur a
« un droit incontestable et illimité... Mais dès
« que l'œuvre est publiée, l'auteur n'en est plus
« le maître. Il n'en peut désormais rien retran-
« cher, ou bien à sa mort tout reparaît... Il ne
« dépend pas de l'auteur de faire une rature
« dans son œuvre quand il l'a publiée. Il peut
« faire une correction de style, il ne peut faire
« une rature de conscience. Pourquoi? Parce que
« l'autre personnage, le public, a pris possession
de son œuvre. »

Il n'est pas juste de dire que le public ait pris
possession de l'œuvre; si cela était, il pourrait
l'anéantir. A la vérité, il peut la négliger, mais
il ne peut pas empêcher qu'elle soit, et il a seulement acquis le droit d'en user.

L'homme de lettres qui a fait un livre doit
en attendre le bénéfice matériel, comme il en
attend le bénéfice moral et le jugement de la postérité. Ce sont les générations postérieures qui,
de même qu'elles en déterminent la valeur intel-

lectuelle par l'empressement qu'elles mettent à le lire, en déterminent la valeur matérielle par l'empressement qu'elles mettent à l'acheter. L'auteur doit laisser faire; sa volonté est sans valeur et sans intérêt et c'est à tort qu'on lui a attaché une importance temporaire.

Ce qui limite le développement d'un ouvrage et fixe sa valeur économique, ce sont les besoins du public; la volonté de l'écrivain y est impuissante. Il n'y a pas lieu d'en tenir compte puisqu'elle ne peut produire aucun effet.

Il n'y a pas lieu de tenir compte davantage de son intérêt. Cet intérêt bien entendu exige du reste pour l'œuvre le plus grand développement possible. Au point de vue moral, il est également négligeable. En effet, l'auteur qui publie un livre sait ce qu'il fait; lorsqu'il livre son ouvrage au public, c'est qu'il le croit bon et juge qu'il ne peut pas ternir sa gloire. Il peut s'être trompé, mais il est impuissant à revenir sur le fait irrémédiable de la publication et il n'a plus qu'à s'efforcer de remplacer l'œuvre ancienne par une œuvre meilleure. Ses idées peuvent changer, il peut concevoir des regrets et des remords d'un livre mauvais, vil ou lâche, nuisible à sa réputation littéraire comme à sa dignité; il ne doit s'en prendre qu'à lui qui est le premier coupable. C'est son châtiment s'il n'a été qu'un pamphlétaire vulgaire, mais c'est aussi sa gloire s'il a défendu une noble cause, et s'il lui répugne de toucher le prix d'un mauvais livre, il n'aura qu'à en faire l'abandon à une bonne œuvre.

« Voltaire, disait Victor Hugo en 1878, du « fond de son tombeau voudrait supprimer *La* « *Pucelle*, certains la publieraient. »

Il est indispensable, si l'on veut arriver à une reconnaissance absolue et juridique et à une réglementation logique et complète de la propriété littéraire, d'enlever à l'auteur le droit d'autoriser ou d'interdire la reproduction d'une œuvre déjà publiée; non pas parce que la reconnaissance de ce droit engendrerait des difficultés pour l'avenir; mais parce qu'il n'est pas de l'essence même de la propriété; c'est une superfétation.

CHAPITRE XI

DES DROITS COMPRIS DANS LA PROPRIÉTÉ LITTÉRAIRE

En résumé, l'œuvre littéraire ou dramatique constitue économiquement et juridiquement une richesse, une valeur ou un bien, comme on voudra. Ce bien est la propriété entière et absolue de l'auteur tant qu'il est inédit, c'est-à-dire inconnu des autres hommes. La publication et la représentation le grèvent d'un droit d'usage et d'une servitude au profit des autres hommes, mais s'exerçant le plus souvent moyennant une redevance, de sorte que, dégagé de toute considération étrangère d'intérêt public et d'exploitation particulière, le droit de l'auteur et la propriété littéraire se résument à un droit de créance contre les acquéreurs du livre et les spectateurs de la pièce.

C'est une propriété qui comprend le droit de jouir par la perception des fruits civils et le droit de disposer par la transmission à autrui du droit de percevoir ces fruits. Elle résulte de l'existence de l'œuvre et s'exerce, non sur elle, mais sur ses produits qui ont seuls nature commerciale. Elle est et sera effective tant qu'on paiera les livres et les places de théâtre; elle deviendra illusoire le jour où on en usera gratuitement.

Quant au domaine public, pour employer l'expression actuellement en cours, ses droits prennent naissance au moment même de la publication et de la représentation, et dès cet instant la volonté de l'auteur n'a plus lieu de s'exercer.

CHAPITRE XII

DE L'EXPLOITATION DE L'ŒUVRE LITTÉRAIRE

Le public ayant, du consentement même de l'auteur, un droit d'usage sur les œuvres de l'esprit qui ont cessé d'être inédites, peut l'exercer en toute liberté, sans contrôle, et l'exercice doit lui en être facilité par tous les moyens possibles. Le premier de tous ces moyens c'est l'impression, la multiplication et la diffusion des exemplaires. L'ouvrage encore inédit est comme la pièce de terre en friche qui ne deviendra féconde, productive et utile aux hommes que lorsqu'elle aura été cultivée et ensemencée; de même l'œuvre littéraire ne deviendra utile à l'humanité et productive pour son propriétaire que lorsqu'elle aura été divulguée et suffisamment multipliée pour satisfaire aux besoins de ceux à qui elle s'adresse, c'est-à-dire lorsqu'elle aura été exploitée.

CHAPITRE XIII

DE L'INTERVENTION D'UN INTERMÉDIAIRE ENTRE L'AUTEUR ET LE PUBLIC

Cette multiplication et cette exploitation occasionnent entre l'auteur et propriétaire d'une part, le public usager et consommateur d'autre part, l'intervention d'un intermédiaire qui est l'imprimeur et l'éditeur. Sa fonction est subalterne, elle n'a lieu de s'exercer que par suite de l'existence d'une richesse antérieure; c'est un effet et non une cause. Les hommes n'écrivent pas parce qu'il y a d'autres hommes qui impriment leurs écrits; mais il y a des imprimeurs parce qu'il y a des œuvres à imprimer.

Tout en subordonnant leur travail et leur production aux besoins et aux intérêts du public et se substituant à lui pour, en quelque sorte, faciliter l'exercice de son droit d'usage, ils ne cessent pas d'être soumis à l'auteur; c'est pour son compte qu'ils exploitent un fonds antérieur qui est sa propriété et qu'ils mettent en valeur le capital préexistant que constitue l'ouvrage; de même le cultivateur, qui cultive une pièce de

terre appartenant à autrui et en récolte des fruits
dans l'intention de les vendre pour son compte,
est soumis au propriétaire du domaine d'où il les
a tirés et est tenu envers lui de certaines obligations.

CHAPITRE XIV

DU ROLE DE L'ÉDITEUR

C'est par l'intermédiaire de l'éditeur que l'auteur et propriétaire doit percevoir les bénéfices
matériels résultant de l'exploitation de son bien;
en effet, l'éditeur représentant pour ainsi dire le
public, se trouve substitué à lui pour l'acquit des
charges moyennant lesquelles s'exerce l'usage;
de plus, faisant de l'exploitation d'une chose qui
ne lui appartient pas l'objet d'un commerce, il
est tenu à certaines obligations envers le propriétaire.

Avant d'étudier l'importance et l'étendue de
ces charges et obligations, il serait bon de déterminer d'abord la nature de l'intervention de l'é-
diteur. Imprimer un livre et le multiplier, c'est
tirer des fruits d'une richesse antérieure; c'est la
cultiver. Selon les cas, l'éditeur est donc un
loueur d'ouvrage, un locataire ou un fermier.

CHAPITRE XV

DES CAS OU L'ÉDITEUR N'EST QU'UN LOUEUR D'OUVRAGE

L'éditeur n'est qu'un loueur d'ouvrage quand il se charge de l'impression d'un certain nombre d'exemplaires, moyennant un prix fixé à l'avance et laisse au propriétaire le soin de les vendre à ses risques et périls ; cela est bien conforme à l'art. 1710 du Code ainsi conçu :

« Le louage d'ouvrage est un contrat par
« lequel l'une des parties s'engage à faire
« quelque chose pour l'autre, moyennant un
« prix convenu entre elles. »

La fonction de l'éditeur ainsi envisagée, l'auteur et ses représentants deviennent les exploitants directs de l'œuvre : conception qui n'est pas absolument une utopie. C'est même elle qui s'est présentée la première à l'esprit du législateur, à en juger par l'art. 5 du décret de 1777 :

« Tout auteur qui obtiendra en son nom le pri-
« vilège de son ouvrage aura le droit de le vendre
« chez lui, sans qu'il puisse, sous aucun prétexte,
« vendre ou négocier d'autres livres, et jouira de
« son privilège pour lui et ses hoirs, à perpé-

« tuité, pourvu qu'il ne le rétrocède à aucun li-
« braire, auquel cas la durée du privilège sera,
« par le fait seul de la cession, réduite à celle
« de la vie de l'auteur. »

Ce que cet article a de trop absolu est corrigé
par l'article 2 du décret de 1778 qui donne à l'auteur le droit de faire imprimer et vendre son ouvrage par un tiers sans que les conventions qu'il
ferait à cet effet soient considérées comme une
cession de son privilège.

Ce mode d'exploitation ne paraît jamais avoir
été en honneur, bien qu'il soit à la fois plus avantageux pour l'auteur et plus équitable pour l'imprimeur. A la vérité, il réduit sa fonction à un
louage d'industrie mais il le garantit contre les
risques de l'entreprise et, d'autre part, il n'expose
pas l'auteur à un partage de bénéfices souvent
considérables et hors de proportion avec le service rendu.

L'homme de lettres peut n'être pas en mesure
de faire face aux frais de premier établissement
de son livre et à la rémunération de l'imprimeur; mais ce dernier, comme entrepreneur, a
sur les exemplaires un privilège qu'il peut exercer en les vendant pour son compte jusqu'à son
remboursement intégral. La fonction de l'éditeur
se trouverait ainsi ramenée à son véritable caractère.

CHAPITRE XVI

DU CAS OU L'ÉDITEUR EST UN FERMIER

En fait, à notre époque, l'auteur charge l'imprimeur de l'exploitation de son œuvre, à ses risques et périls, moyennant une redevance déterminée par exemplaire; il le substitue en son lieu et place vis-à-vis du public, il lui consent un bail du bien dont il est propriétaire.

« Le bail ou louage, dit le Code, est un con-
« trat par lequel l'une des parties s'oblige à faire
« jouir l'autre d'une chose pendant un certain
« temps, et moyennant un certain prix que celle-
« ci s'oblige à payer (art. 1709). »

C'est bien un contrat de ce genre qui intervient entre l'auteur et l'éditeur. En effet, l'auteur jouit de son œuvre en percevant les prix de vente des exemplaires, comme un propriétaire jouit de son immeuble en touchant le montant des loyers ou le prix de vente des récoltes et celui qu'il se substitue pour cette perception devient son locataire. L'imprimeur qui, avec l'exploitation directe de l'auteur, était un loueur d'industrie, devient un fermier soumis aux règles du

bail à loyer et du bail à ferme; ses obligations
sont déterminées par les articles 1728 et 1729 du
Code civil.

« 1728. — Le preneur est tenu de deux obliga-
« tions principales :

« 1° D'user de la chose louée en bon père de
« famille, et suivant la destination qui lui a été
« donnée par le bail, ou suivant celle présumée
« d'après les circonstances, à défaut de conven-
« tion;

« 2° De payer le prix du bail aux termes con-
« venus.

« 1729. — Si le preneur emploie la chose louée
« à un autre usage que celui auquel elle a été
« destinée ou dont il puisse résulter un dom-
« mage pour le bailleur, celui-ci peut, suivant les
« circonstances, faire résilier le bail. »

La redevance stipulée en faveur de l'auteur devient un loyer; à la vérité il n'est pas périodique,
il ne cesse cependant pas d'être proportionnel à
l'usage fait de la chose louée.

CHAPITRE XVII

DES DROITS DE L'ÉDITEUR

Quant aux droits de l'éditeur sur l'œuvre elle-
même, ils sont limités à la destination qui est pré-

sumée lui avoir été donnée d'après les circonstances, c'est-à-dire l'impression sous forme de
volume sans modification ni altération au texte
primitif. Il s'ensuit qu'il ne peut l'exploiter sous
forme de publications périodiques, ni en extraire
des fragments pour les faire figurer dans un recueil de morceaux détachés, ni enfin faire traduire l'œuvre en langue étrangère, tout ceci étant
contraire à la destination primitive ; ce serait
employer la chose à un autre usage que celui
auquel elle a été destinée, et le propriétaire devrait avoir le droit de se réclamer des termes
de l'article 1729 du Code.

En réalité donc, aussi bien qu'en droit, l'éditeur et l'entrepreneur de concerts ou de spectacles ne sont que les fermiers d'un propriétaire
qui est l'auteur du livre imprimé ou de la pièce
représentée.

En matière de production littéraire, il y a, nous
l'avons dit, deux contractants en présence ; d'une
part, l'auteur, d'autre part, la masse des autres
hommes, lecteurs, auditeurs ou spectateurs ; l'intervention d'un tiers peut être utile et même indispensable, néanmoins elle reste secondaire et
on ne doit pas tenir compte de sa volonté ; elle
est inefficace dans un contrat où il n'est pas partie. En substituant son initiative à celle de l'auteur, il porte atteinte aux droits du public. Il

peut, à son gré, exploiter ou ne pas exploiter, mais ne peut pas s'opposer à ce que d'autres exploitent.

CHAPITRE XVIII

DE LA FORME ACTUELLEMENT DONNÉE AUX TRAITÉS ENTRE AUTEURS ET ÉDITEURS

L'insouciance des hommes de lettres et leur inaptitude aux affaires; le désintéressement à peu près complet du public; l'avidité des sous-traitants ont contribué à dénaturer un contrat en résumé assez simple et qui, dans la pratique, se trouve remplacé par celui dont nous donnons le texte :

« Entre les soussignés,

« M. A. . . (*l'auteur*)

« et M. B. . . (*l'éditeur*).

« M. A. . . cède à M. B. . ., pour tout le temps
« que durera sa propriété littéraire et celle de ses
« héritiers et représentants, tant sous la législa-
« tion actuelle que sous la législation future, le
« droit d'imprimer, de publier et de vendre à ses
« risques et périls un volume de sa composition
« intitulé   et formant un volume

« grand in-   au prix de   .

    « Pour prix de cette cession, M. B. . . paiera à
« M. A. . . une somme de   par exem-
« plaires, tirés à titre de droit d'auteur. Les
« exemplaires de main de passe double sont
« exempts de tous droits comme d'usage. M. B. . .
« fixera le chiffre de chaque tirage qu'il divisera
« sur le titre en autant d'éditions qu'il le jugera
« utile.

    « Les sommes produites par la cession du droit
« de traduire ledit ouvrage en une ou plusieurs
« langues étrangères seront partagées par moitié
« entre l'auteur et l'éditeur.

    « Dans le cas où M. B. . . refuserait, dans les
« six mois qui suivraient l'épuisement complet
« de l'ouvrage ci-dessus, de procéder à un tirage
« nouveau, M. A. . . en reprendra la libre dispo-
« sition. »

Imposé par les éditeurs, bénévolement accepté
par les auteurs, ce contrat est devenu la règle
presque absolue de la production littéraire, bien
qu'il ne donne satisfaction pas plus aux droits de
l'auteur qu'à ceux du lecteur et qu'il dénature le
caractère de l'intervention de l'éditeur.

CHAPITRE XIX

DE LA PRÉPONDÉRANCE DE LA VOLONTÉ DE L'ÉDITEUR AVEC LE TRAITÉ ACTUEL

En effet, l'homme de lettres et le public ont un intérêt commun : c'est que l'œuvre soit tirée au plus grand nombre d'exemplaires possible, l'un pour avoir plus souvent l'occasion de toucher son loyer, l'autre pour qu'il puisse plus facilement se procurer l'œuvre dont il a besoin ; or, l'éditeur est seul maître de fixer le chiffre des tirages.

La maxime de l'intérêt général a fait craindre l'opposition et les entraves qu'un propriétaire mettrait, volontairement ou involontairement à l'impression d'un ouvrage déjà publié. Cette crainte est une des principales causes de la limitation du droit des auteurs. Avec le système actuel, c'est à la fois l'écrivain et le public qui ont à subir les oppositions et les entraves de l'éditeur, au moins pendant la durée de la propriété littéraire.

La faculté laissée à l'auteur de reprendre la libre disposition de son œuvre en cas de refus d'un nouveau tirage est purement illusoire ; les moyens d'action lui font défaut pour constater cet épuisement. Il faudrait qu'il eût, sur les livres de commerce et les marchandises en magasin de l'éditeur, un droit d'investigation qui ne lui est pas reconnu ; et, en fut-il investi, cela ne suffirait pas encore à le garantir, car un commerçant habile pourra toujours conserver un certain nombre d'exemplaires, de façon à pouvoir refuser un nouveau tirage en se réservant le droit d'y procéder lorsque le moment lui semblera favorable ; quant à l'intérêt du public, il n'en est pas le moins du monde question.

Chaque nouveau tirage d'un livre étant, pour l'éditeur, l'occasion de nouveaux frais, il pourra paraître rigoureux de les lui imposer sans qu'il puisse s'en défendre et sans qu'il soit sûr de l'écoulement des nouveaux exemplaires créés ; mais il ne faut pas s'exagérer l'importance de ces frais. La première édition d'un livre est coûteuse à établir ; mais une fois le cliché primitif composé, les tirages postérieurs n'occasionnent qu'une dépense minime ; ce n'est plus que l'affaire d'un peu de papier et de quelques tours de roue. Alors que les frais généraux baissent, le prix de vente ne se modifie pas, non plus du reste que le loyer payé à l'auteur ; il y a là une présomption de bénéfice qui, équitablement, contrebalance les risques encourus.

L'éditeur peut lui-même se tromper en choisissant le moment de la nouvelle édition d'un ouvrage. Des préférences personnelles, des relations amicales, des considérations fort peu littéraires d'actualité ou de scandale peuvent le pousser et favoriser le développement d'un livre au détriment d'un autre. Avec les habitudes et le traité actuel, il est seul maître du livre pendant la durée de droit de l'auteur, si bien que l'application stricte des lois sur la propriété littéraire ne donne satisfaction ni aux intérêts matériels de l'homme de lettres dont, du reste, on se souciait fort peu, ni aux intérêts moraux du public que l'on voulait protéger.

Il serait singulièrement édifiant de comparer les termes de ce contrat avec ceux, très rigoureux, des traités faits entre les propriétaires et les entrepreneurs de construction. La fonction de ces derniers se rapproche beaucoup de celle des éditeurs; les uns et les autres ne trouveraient pas à appliquer leur industrie sans l'existence d'un fonds préexistant qui est ici le terrain, là, l'œuvre à éditer. Or, l'entrepreneur est astreint à des obligations nombreuses, qui se résument presque toutes à un recours pécuniaire contre lui; tout retard dans l'achèvement du travail qu'il a entrepris donne lieu à un paiement de dommages et intérêts; au contraire, l'éditeur devient pour ainsi dire seul maître de l'œuvre dont il entreprend l'exploitation, et il peut en retarder presque indéfiniment l'apparition, aucun délai n'étant stipulé dans le traité.

CHAPITRE XX

LE TRAITÉ ENTRE AUTEUR ET ÉDITEUR EST UNE ATTEINTE AU CONTRAT ENTRE L'AUTEUR ET LE PUBLIC.

Du reste, le public ayant acquis sur l'œuvre publiée un droit d'usage, doit pouvoir l'exercer sans la moindre entrave; nous avons dit que la publication donnait naissance à un contrat entre l'auteur et les autres hommes, tout traité consenti avec un éditeur porte atteinte à sa libre exécution puisqu'il y fait intervenir la volonté d'un tiers qui n'y est pas partie.

De même qu'un écrivain ne peut pas empêcher un individu déterminé de prendre connaissance de son ouvrage, de même il ne peut pas empêcher un éditeur de l'éditer, ce dernier étant jusqu'à un certain point le représentant du public. Il n'a pas le droit de privilégier un industriel au

détriment de ceux avec qui il est censé avoir
contracté ; il s'ensuit que l'exploitation de l'œuvre
littéraire doit être libre, puisque ce n'est qu'un
moyen de faciliter l'usage du public. Dans tous
les cas, elle reste soumise au paiement du loyer
dû au propriétaire, c'est-à-dire à l'auteur, ses
héritiers, représentants ou cessionnaires.

CHAPITRE XXI

DES RAPPORTS LÉGAUX ENTRE L'AUTEUR ET L'ÉDITEUR A DÉFAUT DE TRAITÉ ÉCRIT

L'éditeur, dans ces conditions, ne cesse pas
d'être le locataire ou le fermier de l'écrivain ; ce
qui est relatif au contrat de louage lui reste applicable, il demeure soumis aux mêmes obligations. A la vérité, elles ne résultent pas d'un
acte écrit, mais d'un contrat tacite résultant des
dispositions des articles 1370 à 1372 du Code
civil qui, pour peu qu'on les y cherche, donne
la solution de toutes les questions que peut
faire naître le droit des auteurs.

« 1370. — Certains engagements se forment
« sans qu'il intervienne de convention, ni de la

« part de celui qui s'oblige, ni de la part de
« celui envers lequel il est obligé.

« Les uns résultent de l'autorité seule de la
« loi; les autres naissent d'un fait personnel à
« celui qui se trouve obligé.

« Les premiers sont les engagements formés
« involontairement, tels que ceux entre proprié-
« taires voisins, ou ceux des tuteurs et des autres
« administrateurs qui ne peuvent refuser la fonc-
« tion qui leur est déférée.

« Les engagements qui naissent d'un fait per-
« sonnel à celui qui se trouve obligé résultent ou
« des quasi-contrats, ou des délits ou quasi-dé-
« lits.

« 1371. — Les quasi-contrats sont les faits pu-
« rement volontaires de l'homme, dont il résulte
« un engagement quelconque envers un tiers, et
« quelquefois un engagement réciproque des
« deux parties.

« 1372. — Lorsque volontairement on gère
« l'affaire d'autrui, soit que le propriétaire con-
« naisse la gestion, soit qu'il l'ignore, celui qui
« gère contracte l'engagement tacite de conti-
« nuer la gestion qu'il a commencée et de l'ache-
« ver jusqu'à ce que le propriétaire soit en état
« d'y pourvoir lui-même ; il doit également se
« charger de toutes les dépendances de cette
« même affaire.

« Il se soumet à toutes les obligations qui ré-
« sulteraient d'un mandat exprès que lui aurait
« donné le propriétaire. »

CHAPITRE XXII

RÉSUMÉ DE LA FONCTION DE L'ÉDITEUR

Donc, l'éditeur qui publie un livre avec l'autorisation de l'auteur est lié à ce dernier par un
contrat de bail. Celui qui en publie un sans autorisation est lié à l'auteur par un quasi-contrat ;
il est tenu envers lui d'un engagement formé sans
convention. Dans l'un et l'autre cas, les termes
du traité que nous avons rapporté se trouvent
infirmés ; il sont, du reste, contraires à la nature
du contrat qui lie les parties intéressées.

Certains traités entre auteurs et éditeurs sont
également faits sous forme de traités en participation ; le résultat en est plus équitable, sans
cependant que le contrat ait plus de validité, puisqu'il ne tient pas compte de la volonté du public.

CHAPITRE XXIII

DES AVANTAGES DE LA LIBERTÉ D'EXPLOITATION

La liberté d'exploitation ne peut qu'être avantageuse à la production littéraire. C'est en vain que l'on pourra craindre que l'éditeur, n'ayant pas la certitude d'exploiter librement une œuvre pendant un temps suffisamment long, pour trouver dans cette exploitation tant le remboursement de ses avances qu'une satisfaisante rémunération, se montre hostile à toute publication nouvelle, car pour un éditeur qui raisonnera ainsi, cent raisonneront autrement.

Le système actuel équivaut au monopole d'un industriel déterminé; la liberté engendrerait la concurrence; les auteurs d'une part, les lecteurs d'autre part, qui sont les seuls dont il y ait à se préoccuper, y trouveraient certainement leur compte.

Le commerce des œuvres tombées dans le domaine public est très actif; le prix des livres classiques est descendu à de faibles proportions; ce n'est pas parce qu'ils sont exonérés de la

12.

redevance de l'auteur, car la différence de prix entre l'ouvrage ancien et l'ouvrage moderne n'est nullement en rapport avec cette redevance; c'est uniquement parce que l'exploitation en est libre et c'est un principe absolu de l'économie politique, que la libre concurrence est essentiellement favorable au commerce.

CHAPITRE XXIV

DES MOYENS A EMPLOYER CONTRE UNE OBSTRUCTION SYSTÉMATIQUE DES ÉDITEURS

La crainte d'une obstruction systématique de la part de l'éditeur nous semble plus chimérique que réelle; il serait du reste facile d'y échapper et l'on pourrait reconnaître à l'éditeur qui publie un ouvrage inédit le droit de l'exploiter seul pendant un temps déterminé, afin qu'il puisse y trouver à la fois le remboursement de ces avances et la juste rémunération de son travail, de ses soins et de son initiative. Mais la durée de ce privilège devrait être très strictement limitée et quelques années seraient largement suffisantes.

On a vu que c'est dans cette idée d'assurer à l'imprimeur et au libraire le remboursement de leurs avances, qu'avait été rendu l'arrêt de 1777 qui arrêtait leur droit exclusif à la mort de l'auteur ; ce n'était pas équitable, car elle pouvait suivre de très peu de temps l'apparition du livre. Quoi qu'il en soit, il nous semble que c'est dans ces arrêts de l'ancien régime que les rapports de l'écrivain et de l'éditeur ont été le mieux et le plus justement déterminés.

CHAPITRE XXV

DU LOYER A PAYER A L'HOMME DE LETTRES, CONSIDÉRÉ COMME PROPRIÉTAIRE FONCIER

Il reste à fixer maintenant l'importance du loyer à payer à l'auteur par l'intermédiaire, fermier exploitant à sa place. En principe, il devrait être du prix de vente de tous les exemplaires après déduction des avances et de la rémunération de l'éditeur ; mais ce mode de procéder rencontrerait dans la pratique d'assez nombreuses difficultés et les auteurs auraient à exercer sur les opérations commerciales de leurs débiteurs des investigations incessantes, et il vaudrait mieux le déterminer à raison d'une somme par exemplaire.

Ici deux systèmes sout en présence, le loyer fixe ou le loyer proportionnel au prix du livre. Le loyer fixe, c'est-à-dire celui arrêté entre l'auteur et l'éditeur lors de la première apparition du livre, nous paraît préférable; le loyer proportionnel offre du reste des inconvénients pour l'une comme pour l'autre des parties en présence. En effet, le système de la libre exploitation et de la concurrence entraînerait fatalement une diminution du prix des livres; il ne serait pas juste que l'auteur en soit victime, et ce n'est pas lui qui, par un sacrifice pécuniaire devrait faciliter les réclames industrielles de l'exploitant.

De même, il n'est pas davantage équitable que le loyer soit augmenté dans le cas où il plairait à un éditeur de publier d'un ouvrage des éditions luxueuses et d'un prix considérable; les risques d'une entreprise de ce genre sont nombreux; le débit des exemplaires est moins assuré; l'imprimeur devient une sorte de collaborateur sans que l'auteur fournisse davantage.

Peut-être pourrait-on aussi laisser à l'autorité administrative le droit de fixer le taux du loyer dû à l'auteur sur chaque volume imprimé, soit à

raison d'une somme fixe, soit à raison d'une remise proportionnelle sur le prix. Ce ne serait pas
absolument une ingérance de l'État dans les règlements d'intérêt entre particuliers. Nous avons
vu du reste qu'elle existait déjà relativement aux
pièces représentées à la Comédie-Française. Ce
n'est pas autre chose que la fixation du taux de
l'intérêt en matière civile, ou bien la série des
prix de la ville de Paris prise pour base pour
tous travaux de constructions et d'architecture.
Il ne faudrait pas prétendre non plus que cette
fixation entraverait les auteurs dans la défense
de leurs droits; car leur intérêt consiste surtout
dans la multiplication des exemplaires, la redevance leur revenant sur chacun séparément
étant insignifiante.

CHAPITRE XXVI

DE LA TRADUCTION

A côté de l'exploitation par l'impression peut
se placer aussi l'exploitation par la traduction,
car si c'est simplement user d'un livre que de le
traduire dans un but désintéressé, c'est exploiter

une richesse antérieure que le traduire dans un but commercial. Ayant conclu à la liberté de reproduction, nous conclurons de même à la liberté de traduction, mais toujours à charge d'un loyer, ajoutant que les droits des auteurs à ce loyer ne pourront jamais être protégés que par les traités internationaux.

CHAPITRE XXVII

DES ŒUVRES DRAMATIQUES

Tout ce que nous venons de dire de l'œuvre littéraire destinée à la lecture, s'applique également à l'œuvre musicale et à l'œuvre dramatique destinées à l'exécution et à la représentation publique. De même que l'éditeur, l'entrepreneur de spectacles ou de concerts est un intermédiaire entre l'auteur et les auditeurs et spectateurs ; c'est-à-dire les consommateurs. Exploitant une richesse antérieure, pour en débiter les produits au public ; ils sont les fermiers ou les locataires de l'écrivain ou du compositeur, c'est-à-dire du propriétaire.

Molière et Shakespeare à la fois auteurs, direc-

teurs de théâtre et comédiens, avaient trouvé la
solution du problème en exploitant eux-mêmes
et directement leurs œuvres; mais le moyen
n'est pas à la portée de tous et en fait, le droit
du propriétaire d'un ouvrage dramatique ou mu-
sical, se résume au droit de percevoir un loyer
de l'exploitant.

CHAPITRE XXVIII

DE LA DOUBLE EXPLOITATION DONT SONT SUSCEP-
TIBLES LES ŒUVRES DRAMATIQUES

La question est cependant plus complexe, car
les œuvres de ce genre ont une double existence
ou plutôt sont susceptibles de deux exploitations
distinctes; l'une qui a lieu par l'impression ou
la gravure, l'autre par la représentation ou l'exécution publique. L'auteur qui fait à la fois jouer
et imprimer son œuvre, se substitue donc deux
intermédiaires, deux fermiers à qui il concède
deux droits différents, de même que le propriétaire d'un fonds rural loue à un homme le droit
d'exploiter sa terre et à un autre homme le droit
d'y chasser. Chacun des deux locataires est in-

dépendant l'un de l'autre ; mais ils sont l'un et l'autre soumis aux obligations du contrat de bail. Nous avons dit en quoi elles consistaient pour l'éditeur ; elles sont un peu plus complexes en ce qui concerne l'entrepreneur de spectacle.

CHAPITRE XXIX

DES OBLIGATIONS DU DIRECTEUR DE THÉATRE

Tout directeur de théâtre qui reçoit une pièce inédite contracte l'engagement de la jouer dans un délai déterminé sur le théâtre qu'il dirige ; il n'acquiert toutefois aucun droit sur l'œuvre elle-même, et tant qu'elle n'a pas été jouée, le contrat ne constitue qu'une promesse qui ne produit son effet qu'à compter du jour de sa réalisation.

Le directeur est obligé de représenter la pièce telle qu'elle et sans modification ni altération, à moins que lors de la réception il se soit réservé la faculté de demander certains changements. Il doit user de la chose louée suivant la destination présumée par les circonstances ; or, cette destination présumée, c'est la représentation de l'œuvre telle qu'elle existe et toute modification qui y est apportée constitue une contravention au contrat primitif. S'il s'est réservé le droit de demander des changements, ils ne peuvent être exécutés que par l'auteur ou avec son consentement et sous sa surveillance, de même que le locataire d'une maison ou d'un appartement ne peut en principe y faire des modifications ou des changements sans le consentement du propriétaire et sous sa surveillance ou celle de son architecte.

L'engagement pris par un directeur, lors de la réception d'une œuvre inédite doit être tenu dans un délai déterminé, sinon le contrat n'a pas de sanction. A défaut de date fixe, l'époque de la représentation doit être déterminable suivant les circonstances; elle peut, par exemple, être fixée aussitôt après l'écoulement des œuvres antérieurement acceptées, mais cela lie le directeur qui ne peut plus alors représenter aucunes pièces autres que celles dont il a donné connaissance à l'auteur de celle nouvellement reçue.

Quant à la charge de représenter l'œuvre, à défaut de consentement par l'auteur, elle est inhérente à l'exploitation du théâtre où elle a été primitivement acceptée. La considération, tant d'une interprétation déterminée que d'une clientèle spéciale, peut avoir guidé l'auteur dans le choix d'une scène pour y produire sa pièce; le directeur, par son fait, ne peut rien y changer. Comme tout industriel qui cède son fonds de commerce, il transmet à son successeur toutes les charges qu'il avait assumées pour son exploitation et devient en outre garant de celui qu'il s'est substitué envers ceux avec qui il a traité antérieurement.

CHAPITRE XXX

DU CAS OU LE DIRECTEUR DE THÉATRE N'EST QU'UN DÉPOSITAIRE

Avant la représentation de l'œuvre, le directeur n'a aucun droit; pas plus entre la remise du manuscrit et la réception officielle qu'entre cette réception et la première représentation. Il a seulement des droits éventuels et privilégiés à des produits ultérieurs; il est dans la situation d'un homme qui, plusieurs mois à l'avance, s'est fait consentir le bail d'un immeuble mais qui n'y peut pénétrer pendant ces quelques mois et ne peut en prendre possession que lors de l'échéance du jour fixé pour l'entrée en jouissance.

Détenant pendant cette période l'œuvre qui lui

a été louée, il en est seulement dépositaire et est par conséquent tenu à toutes les obligations qui résultent de cette qualité, notamment à celles déterminées par les articles 1927, 1928 et 1930 du Code.

« 1927. — Le dépositaire doit apporter, dans « la garde de la chose déposée, les mêmes soins « qu'il apporte dans la garde des choses qui lui « appartiennent.

« 1928. — La disposition de l'article précédent « doit être appliquée avec plus de rigueur : 1° Si « le dépositaire s'est offert lui-même pour rece- « voir le dépôt; 2° S'il a stipulé un salaire pour « la garde du dépôt; 3° Si le dépôt a été fait uni- « quement pour l'intérêt du dépositaire; 4° S'il a « été convenu expressément que le dépositaire « répondrait de toute espèce de faute.

« 1930. — Il ne peut se servir de la chose dé- « posée, sans la permission expresse ou pré- « sumée du déposant. »

Le dépôt auquel est soumis le directeur, sans être expressément salarié, n'est pourtant que le point de départ d'un salaire ou bénéfice ultérieur; c'est donc avec rigueur que les dispositions de la loi doivent lui être appliquées.

On vient de voir qu'il était interdit de se servir d'une chose déposée, sans la permission expresse ou présumée du déposant. User ou se servir d'une œuvre dramatique, c'est en prendre connaissance aussi bien par la lecture que par l'audition; ce droit ne peut donc être exercé que par celui auquel il est présumé avoir été donné, c'est-à-dire par le directeur seul ou par ceux chargés de l'examen préalable des pièces, mais à la condition que les noms en soient d'abord connus des auteurs. Il est évident que ce droit doit être étendu à tous ceux dont le concours est nécessaire à la représentation, c'est-à-dire aux interprètes, mais seulement à partir du jour où la pièce est mise en répétition, et il doit leur être sévèrement limité. Toute indiscrétion commise, aussi bien par un directeur que par un comédien, antérieurement à la représentation d'une œuvre inédite, constitue la violation d'un contrat de dépôt, il en est de même de la présence d'un auditeur, quel qu'il soit, à l'une des répétitions; elle est entièrement soumise à la volonté de l'auteur.

L'obligation du directeur est encore plus stricte lorsqu'il s'agit d'une œuvre qui n'est pas encore reçue officiellement. On sait à quel point les manuscrits s'entassent, aussi bien dans les cabinets directoriaux que dans ceux des secrétaires de théâtre, et il n'est personne qui ignore l'anecdote du poète voyant son drame alimenter le feu auquel un directeur se chauffait les pieds;

en admettant donc que ce dernier s'abstienne de
prendre connaissance de l'œuvre qui lui est personnellement confiée, il ne doit la communiquer
à personne et la restituer à première réquisition
par application de l'article 1944 du Code.

« Le dépôt doit être remis au déposant aussitôt
« qu'il le réclame, lors même que le contrat au-
« rait fixé un délai pour la restitution. »

CHAPITRE XXXI

LE DIRECTEUR ET L'ÉDITEUR SONT EN PRINCIPE INDÉPENDANTS L'UN DE L'AUTRE

L'exercice du droit de représentation et celui
du droit de publication sont absolument indépendants l'un de l'autre, l'entrepreneur de spectacles et l'éditeur sont deux locataires différents
jouissant d'un droit d'usage distinct; ils l'exer-
cent séparément sans se soumettre l'un à l'autre
et dépendent seulement de l'auteur.

Toutefois, comme une pièce de théâtre est
essentiellement faite pour être représentée, le
droit de l'éditeur doit être sacrifié à celui du directeur; si donc un écrivain livrait son œuvre à

l'impression à l'époque même où elle est en répétition, le volume ne pourrait être publié que concurremment ou postérieurement à la représentation, à moins d'une volonté formellement manifestée par l'écrivain. L'éditeur, locataire secondaire déjà tenu à certaines obligations vis-à-vis du propriétaire, doit être astreint à certaines charges vis-à-vis de l'entrepreneur de concerts ou de spectacles, locataire principal.

CHAPITRE XXXII

D'UN CONFLIT ENTRE L'ÉDITEUR ET LE DIRECTEUR

Par application de ce principe, toutes les fois que le concours de l'éditeur deviendra utile à l'exploitation par la représentation, il devra être prêté sans autre charge qu'une juste rémunération. Cette éventualité n'est pas à envisager en ce qui concerne l'œuvre exclusivement dramatique. Les copies des rôles sont faites par des industriels spéciaux dépendant exclusivement des auteurs et des directeurs de théâtre ; mais il n'en est pas de même pour l'œuvre musicale, et cette règle équitable est, dans la pratique, singulièrement méconnue.

Le musicien qui a composé un opéra ou une symphonie concède à un éditeur de musique le droit de l'exploiter au moyen de la publication. En termes légaux, il lui donne ce droit à bail. La fonction du concessionnaire ou locataire est ainsi bien déterminée; elle consiste à fabriquer un certain nombre d'exemplaires totaux ou partiels et à les débiter au public moyennant un prix suffisamment rémunérateur. Tant que l'éditeur sert d'intermédiaire entre l'auteur et le public, sa mission, ainsi que le bénéfice qu'il en retire, se conçoivent aisément mais elle cesserait de se comprendre le jour où elle s'exercerait vis-à-vis du directeur de théâtre, c'est-à-dire de celui exploitant l'œuvre sous une autre forme. Ce dernier tient son droit de l'auteur lui-même et ne dépend que de lui; il ne doit pas subir la volonté de l'éditeur.

C'est pourtant ce qui se produit le plus souvent. En effet l'entrepreneur de spectacles ou de concerts, qui veut faire représenter ou exécuter publiquement une œuvre musicale, même avec le consentement de l'auteur, a en outre besoin de l'agrément de l'éditeur. Ce dernier, étant seul maître des parties d'orchestre par suite du droit qu'il a de les publier à l'exclusion de tout autre, peut lui en refuser la vente ou en retarder indéfiniment la livraison. Il

arrive fréquemment qu'un directeur, même muni
de l'autorisation du compositeur, ayant eu le
projet de représenter une œuvre, se trouve dans
l'impossibilité d'y donner suite à raison des entraves apportées par l'éditeur qui souvent fait,
d'un partage de bénéfices, la condition de son
consentement.

Il y a là un abus préjudiciable à la fois aux
intérêts de l'auteur et à ceux du public; il est, de
plus, absolument contraire à la nature du droit
concédé à l'éditeur qui ne doit pas faire obstacle
à l'exercice de celui concédé au directeur.

CHAPITRE XXXIII

DES RAPPORTS ENTRE LE COMPOSITEUR DE MUSIQUE ET L'ÉDITEUR

Les rapports de ce dernier avec le musicien
sont du reste beaucoup plus complexes que ceux
de l'homme de lettres avec l'éditeur de livres.
Nous avons dit en ce qui le concerne que le contrat ne semblait pas contenir le droit de publier
de l'œuvre des fragments détachés; il est difficile
qu'il en soit ainsi pour la partition de musique
dont l'exploitation a eu lieu surtout au moyen de
la vente des morceaux isolés extraits de l'œuvre

totale. Ce droit de division devrait être laissé à l'éditeur, à moins que l'auteur se le soit réservé dans le contrat primitif.

Toutefois, les fragments d'un opéra ou d'une symphonie vendus dans le commerce ne sont pas extraits purement et simplement de la partition primitive et, le plus souvent, ils ont subi un arrangement qui a exigé l'intervention d'un tiers. A défaut de clause contraire, il nous semble que le choix de ce tiers devrait être laissé à l'éditeur; dans tous les cas, en droit, il ne peut être considéré que comme l'employé de l'industriel qui use de ses services; il peut prétendre à un salaire, mais non à une portion quelle qu'elle soit d'un loyer revenant à l'auteur.

Il en est de même de ceux qui sont appelés à réduire les partitions, soit pour un instrument distinct, soit pour un orchestre d'une composition différente de celle que l'auteur avait en vue.

CHAPITRE XXXIV

DE LA LIBERTÉ D'EXPLOITATION POUR LES ŒUVRES DRAMATIQUES

Tout ce que nous venons de dire de la fonction de l'éditeur et du directeur ne doit évidemment s'appliquer que dans l'état actuel de la question ; si l'exploitation commerciale de l'œuvre littéraire et musicale était libre, comme il est naturel qu'elle le soit, l'industriel ne devrait être soumis qu'à deux obligations : la reproduction, représentation ou exécution sans modifications essentielles, et le paiement du loyer.

En toutes choses, il faut d'abord s'en rapporter à une règle générale, sauf après à en tempérer la rigueur par des exceptions ; dans la circonstance, nous devons donc conclure que l'ouvrage susceptible de deux exploitations distinctes peut être librement exploité de l'une ou de l'autre façon à partir du jour où, pour la première fois, il a été soumis au public sous l'une ou l'autre de ses formes ; l'exploitant restant toujours soumis aux règles du contrat de louage, du quasi-contrat et au paiement du loyer entre les mains du propriétaire.

CHAPITRE XXXV

DE LA PUBLICATION DES ŒUVRES REPRÉSENTÉES

Toute œuvre dramatique publiquement représentée doit donc être librement publiée, car le droit du public a pris naissance, et l'intérêt de l'auteur n'est pas tel qu'il puisse y porter atteinte ; du reste, l'exploitation en librairie ne peut que constituer pour ce dernier une augmentation de revenus. En droit, c'est ce qui devrait être ; il en est autrement en fait et en réalité, et souvent des pièces de théâtre ne sont imprimées que long-temps après la première représentation. Pourquoi donc les auteurs négligent-ils cette nouvelle source de revenus ?

Ce n'est pas pour le soin de leur gloire, car, à ce point de vue, ils ont tout à gagner à ce que leur œuvre reçoive, sous quelque forme que ce soit, le plus grand développement possible. C'est seulement par un très légitime souci de leurs intérêts matériels, et dans la crainte que certains industriels en possession, grâce à la brochure, du texte exact d'une pièce, ne la fassent re-présenter et n'en fassent l'objet d'une spécula-tion sans acquitter le loyer dû à l'auteur. Il faut bien avouer qu'une législation qui inspire de semblables craintes à ceux qu'elle est censée protéger, est incontestablement mauvaise et n'atteint pas son but.

CHAPITRE XXXVI

DE LA CRAINTE DES CONTREFACTEURS

Il est vrai que les auteurs redoutent surtout l'exploitation de leurs œuvres à l'étranger, car l'exploitation faite en France ainsi que dans les pays avec lesquels il existe des conventions littéraires, est dès à présent assez efficacement protégée. Si fondée que soit la crainte des hommes de lettres, elle ne nous semble pas suffisante pour justifier une exception au principe général que nous avons posé; du reste, le défaut d'impression n'est qu'une protection assez anodine; grâce à la sténographie, il est relativement facile de se procurer le texte exact d'une pièce; si même il n'était pas possible d'y arriver, le poète risquerait encore de voir le titre de son drame servir d'étiquette à quelque parodie infâme ou à quelque imitation plate, tronquée et défigurée.

Les revendications des auteurs à cet égard ne recevraient une satisfaction entière que par la conclusion de traités avec les autres peuples; ces derniers pourraient sans doute s'y refuser, mais peut-être aussi seraient-ils moins rebelles le jour où les auteurs auraient pu enfin répandre cette notion logique, rationnelle et juridique, qu'une œuvre littéraire constitue un capital exploitable et appartient à un propriétaire.

CHAPITRE XXXVII

DE LA REPRÉSENTATION DES ŒUVRES PUBLIÉES

Nous avons dit que la pièce représentée devrait pouvoir être librement imprimée ; en principe, il en devrait être de même pour l'œuvre imprimée et non représentée, et l'exploitation théâtrale devrait en être permise à tous par le seul fait de son existence en librairie. Mais, à cette règle trop absolue, on pourrait apporter une exception, car l'auteur qui a composé une pièce sait seul ce qu'il a voulu faire, et peut seul donner des indications précieuses et indispensables sur la façon dont sa conception doit être exécutée et rendue. Une modification dans l'interprétation d'un rôle suffit parfois à dénaturer le caractère d'une pièce.

L'écrivain qui publie un drame devrait donc pouvoir se réserver le droit d'en autoriser et d'en surveiller la représentation ; il serait équitable aussi d'étendre cette faveur à l'auteur d'une œuvre déjà jouée. En effet, si la qualité de l'impression d'un livre n'a pas grande influence sur son sort, si l'auteur et le public n'ont pas grand intérêt à ce que l'édition en soit faite par l'un plutôt que par l'autre, l'interprétation et l'exécution, sans être essentielles et prépondérantes, ont une grande importance sur le succès d'un drame ou d'un opéra.

Toutefois, cette exception devrait être strictement limitée, car l'abus des exceptions, surtout en droit, finit toujours par dénaturer la règle ; elle devrait donc s'exercer au profit de l'auteur seul, car elle a un caractère exclusivement personnel. Le droit qui en résulte ne serait pas cessible et ne serait pas non plus transmissible à l'héritier, car il succède aux biens et non à la personne du défunt ; il s'éteindrait donc à la mort de l'écrivain.

CHAPITRE XXXVIII

DU LOYER A PAYER AUX AUTEURS DRAMATIQUES

Quant à la fixation du loyer à payer au propriétaire, il n'y a pas à s'en occuper ; l'usage et les règlements y ont depuis longtemps pourvu ; et, à défaut de conventions contraires, il est déterminé par la Société des Auteurs dramatiques. Généralement proportionnel à la recette brute dans les villes de plus de 50,000 habitants, il est réduit à un droit fixe par nombre d'actes d'après un tarif établi en 1867 sur les bases suivantes :

N^os	POPULATIONS	PIÈCE JOUÉE SEULE	3, 4 ou 5 ACTES	2 ACTES	1 ACTE	SCÈNES OU AIRS détachés
1	Au-dessous de 10.000 âmes	12	10	6	4	1
2	de 10.000 à 14.000..	15	10	7	5	1.25
3	de 15.000 à 19.000..	18	12	8	6	1.50
4	de 20.000 à 24.000..	22	15	10	7	1.50
5	de 25 000 à 29.000..	26	18	12	8	2
6	de 30.000 à 34.000..	30	20	15	10	2.50
7	de 35.000 à 40.000..	36	24	18	12	3
8	de 40.000 à 50.000..	48	32	24	15	4

Dans certaines localités au-dessous de 5,000 habitants, on a adopté un tarif uniforme de 8 fr. par représentation, quelle que soit la composition du spectacle.

On voit que la perception des redevances ou loyers dus aux auteurs dramatiques est ainsi assurée d'une manière assez uniforme et pratique ; il est regrettable qu'il n'en soit pas de même vis-à-vis des éditeurs. Le jour où cette manière de faire serait universellement adoptée, et où l'exploitation de l'œuvre d'art pourrait être librement tentée par tous, la propriété littéraire serait réellement fondée, et la perpétuité pourrait en être proclamée sans inconvénient.

CHAPITRE XXXIX

DES ARTICLES DE JOURNAUX ET DE LEUR RÉUNION EN VOLUMES

L'exploitation de l'œuvre littéraire par la voie des journaux serait aussi intéressante à étudier. Un article fait, pour son auteur, l'objet d'un droit aussi bien qu'un autre ouvrage, pourvu toutefois qu'il ne s'agisse pas d'un banal procès-verbal ou de la sèche narration d'un fait divers ; la reproduction donne ouverture, au profit de l'auteur, à un loyer proportionnel à l'usage qui en est fait. —

Le groupement en volume de plusieurs articles du même auteur donne également lieu à un loyer. Nous pensons toutefois que, pendant sa vie, l'écrivain a seul le droit de l'autoriser. Après sa mort, il peut être librement fait par tous, mais sans que celui qui se livrera à ce travail puisse prétendre à aucune part dans le loyer ; nous pensons que son droit doit se borner, soit à un salaire de la part de l'éditeur, soit à un loyer supplémentaire.

Nous ne nous étendrons pas davantage sur les diverses façons d'exploiter une œuvre d'art et sur les rapports entre les auteurs, producteurs et propriétaires, et les industriels, exploitants, éditeurs, entrepreneurs de concerts ou de spectacles ; la question demanderait des développements considérables qui sortiraient du cadre que nous nous sommes tracé ; nous avons voulu seulement poser quelques règles générales tirées non de l'usage, mais des textes mêmes de la loi civile, dont les coutumes actuelles se sont singulièrement écartées et auxquelles il serait à souhaiter qu'elles reviennent.

CHAPITRE XL

LE DROIT DE L'AUTEUR SE RÉSUME EN UN DROIT DE CRÉANCE

Le droit de l'auteur se réduisant, non pas par une opinion personnelle, mais par l'application stricte des textes de la loi, au droit de toucher les loyers d'un bien dont l'exploitation est libre pour tous, perd son caractère spécial, se résume en un droit de créance éventuel contre des personnes indéterminées et devient un droit mobilier incorporel assimilable à ceux énoncés dans l'article 529 du Code.

« Sont meubles par la détermination de la loi;
« les obligations et les actions qui ont pour objet
« des sommes exigibles ou des effets mobiliers,
« les actions ou intérêts dans les Compagnies de
« finance, de commerce ou d'industrie, encore
« que des immeubles dépendant de ces entre-
« prises appartiennent aux Compagnies. Ces ac-
« tions ou intérêts sont réputés meubles, à l'égard
« de chaque associé seulement tant que dure la
« Société.

« Sont aussi meubles par la détermination de
« la loi : les rentes perpétuelles ou viagères, soit
« sur l'État, soit sur des particuliers. »

Un droit d'auteur, c'est une action ou intérêt dans une Compagnie de librairie, de théâtre ou de concert, en un mot, dans une Compagnie de commerce. Dès lors, il semble qu'il n'y a pas lieu de le soumettre à une réglementation spéciale, et c'est au contraire le commerce du locataire qui devrait être modifié et réglementé pour faciliter l'exercice du droit du propriétaire.

CHAPITRE XLI

DE L'APPRÉCIATION D'UN DROIT D'AUTEUR

Cependant l'appréciation de la valeur en capital sera toujours assez difficile, l'importance et l'échéance du loyer, comme la personne du débiteur étant indéterminés; mais il en est de cette richesse comme de beaucoup d'autres. Les parts d'intérêt dans les grandes entreprises industrielles sont évaluées suivant un revenu qui peut subitement disparaître; d'autres sont estimées suivant le cours de la Bourse, mais il est singulièrement fictif et en désaccord avec la réalité des faits. Ce sera aux propriétaires de ce droit à s'abstenir d'en consentir l'aliénation ferme et, selon les circonstances, à n'en concéder que la jouissance temporaire.

CHAPITRE XLII

DE LA DIVISIBILITÉ DES DROITS D'AUTEUR

On a reproché au droit des auteurs de n'être pas indéfiniment divisible ou tout au moins de n'être susceptible que d'une division présentant de grands inconvénients.

« Une propriété littéraire, disait Napoléon en « 1810 lors des travaux préparatoires du Code « pénal, se trouvant, par le cours des succes- « sions, divisée en une multitude d'individus, « finirait, en quelque sorte, par ne plus appar- « tenir à personne. Car, comment un grand « nombre de propriétaires, souvent éloignés les « uns des autres et qui, après quelques généra- « tions, se connaissent à peine, pourront-ils s'en- « tendre pour réimprimer l'ouvrage de leur au- « teur commun ? Cependant, s'ils n'y parvien- « nent pas et qu'eux seuls aient le droit de le « publier, les meilleurs livres disparaîtront in- « sensiblement de la circulation. »

Cette crainte serait fondée si la publication d'un livre déjà paru était soumise à la volonté du propriétaire ; mais, à raison de la nature même de la chose il ne peut pas en être ainsi, l'exer- cice en est seulement soumis au paiement du loyer. Le droit des auteurs n'a jamais été com- plètement reconnu parce que les législateurs se sont toujours heurté à cette difficulté préjudi- cielle. Ils ont essayé de la tourner, alors qu'ils auraient dû la supprimer purement et simple- ment, non pas pour faciliter leur tâche, mais parce que cette suppression s'impose et résulte de la nature même de l'objet qu'il s'agissait de réglementer.

CHAPITRE XLIII

DE LA LICITATION

Dès lors les inconvénients de l'indivision ou de la divisibilité infinie ne subsistent plus que pour les propriétaires; c'est à eux à ne pas s'y exposer et la loi leur en donne les moyens dans les articles 815, 1686 et 1687 du Code.

« 815. — Nul ne peut être contraint à demeurer « dans l'indivision, et le partage peut être tou- « jours provoqué, nonobstant prohibitions et « conventions contraires.

« 1686. — Si une chose commune à plusieurs « ne peut être partagée commodément et sans « perte;

« Ou si, dans un partage fait de gré à gré de « biens communs, il s'en trouve quelques-uns « qu'aucun des copartageants ne puisse ou ne « veuille prendre;

« La vente s'en fait aux enchères, et le prix en « est partagé entre les copropriétaires.

« 1687. — **Chacun** des copropriétaires est le
« maître de demander que les étrangers soient
« appelés à la licitation; ils **sont** nécessairement
« appelés lorsque l'un **des copropriétaires** est
« mineur.

Il est à redouter sans doute que la licitation
donne un résultat injuste, son effet étant de
transformer en un prix ferme la valeur d'une
chose susceptible de revenus non périodiques et
variables, mais il n'y a qu'à retarder le plus
possible l'événement de cette licitation sans con-
traindre les copropriétaires à une indivision dé-
savantageuse.

CHAPITRE XLIV

DU PARTAGE EN NATURE DES ŒUVRES DE L'ESPRIT

L'usage s'est établi de faire un seul bloc des
droits d'un auteur, et d'en attribuer à chaque
ayant-droit une fraction proportionnelle à sa
part héréditaire, c'est un de ces partages qui,
en réalité, ne partage rien; les résultats en
peuvent d'abord être équitables pendant quelques années, mais au lieu de supprimer les dif-

ficultés et les complications, il ne fait que les retarder. On a calculé qu'avec l'accroissement normal des familles, les descendants en ligne directe d'un auteur, au bout de deux siècles, seraient au nombre d'environ cent cinquante ; le fractionnement à l'infini présenterait en effet des difficultés, mais on n'a pas besoin d'y avoir recours. Du reste, un écrivain n'a pas fait qu'un seul ouvrage et chacun d'eux forme une richesse différente.

Victor Hugo, Balzac et Dumas sont peut-être les plus grands producteurs de notre époque ; leurs œuvres sont extraordinairement nombreuses, chacune d'elles étant considérée comme un tout distinct, le partage de leur succession aurait pu se faire entre un nombre d'héritiers dépassant de beaucoup la moyenne ordinaire. L'estimation donnée à chaque œuvre en particulier eût-elle été exacte ? Évidemment non ; la valeur absolue et intrinsèque n'en est pas déterminable d'une façon précise ; il y a pourtant dans chacune d'elles un élément commun ; c'est le nom de l'auteur, et en admettant qu'il y ait eu une inégalité dans l'une ou l'autre des estimations, il est à peu près certain que l'avenir aurait tout remis en place. Tel qui est aujourd'hui propriétaire d'une œuvre oubliée et tombée momentanément dans le discrédit, peut, dans quelques années, se trouver maître d'une source infinie de revenus.

CHAPITRE XLV

SINGULIÈRE CONSÉQUENCE DES LOIS ACTUELLES

Quand on examine attentivement les lois actuelles sur la propriété littéraire, on ne peut s'empêcher de remarquer à quel point elle favorise l'œuvre médiocre au détriment de l'œuvre élevée. Le livre d'actualité et à scandale, le plus souvent d'une valeur insignifiante, est généralement accueilli avec faveur; les éditions s'en multiplient d'abord, puis, peu à peu, il tombe dans l'oubli; en quelques années, quelquefois même en quelques mois, il a produit et donné tous les bénéfices dont il était susceptible; son existence est essentiellement éphémère. Au contraire, ce n'est qu'à la longue que la belle œuvre est comprise et qu'elle s'impose à l'admiration des hommes; le plus souvent il est trop tard; l'auteur est mort, sa postérité est éteinte, le délai est expiré. Lui et les siens auraient peut-être évité la gêne et la misère s'ils avaient pu escompter non un avenir borné, mais un avenir infini.

CHAPITRE XLVI

DE L'ALIÉNATION DES DROITS D'AUTEUR

Le droit de l'auteur peut être aliéné; il est à souhaiter cependant qu'il reste le plus longtemps possible dans la famille de l'écrivain. En effet, les revenus d'une œuvre pendant les premières années de son existence sont trop variables pour que l'on puisse bien exactement en déterminer la valeur financière; mais, dans la suite des temps, cette valeur s'affirme; les revenus en deviennent de plus en plus fixes. L'homme qui, aujourd'hui, aurait le droit de percevoir un loyer sur l'exploitation, par l'imprimerie, des fables de La Fontaine ou des comédies de Molière, aurait son existence largement assurée et serait bien aussi sûr de son revenu que le propriétaire d'une ferme en Beauce ou d'une maison de rapport à Paris.

CHAPITRE XLVII

DE LA CRAINTE DE LA CONCURRENCE ÉTRANGÈRE

Chaque fois que l'on a tenté de réglementer la propriété littéraire d'une façon un peu plus équitable, des esprits subtils ont fait surgir la crainte de la concurrence étrangère. Cette concurrence constitue un danger non pas pour l'auteur ou le public, mais seulement pour l'éditeur; c'est donc à lui à s'en défendre comme il pourra en modifiant les conditions de son exploitation; quant à l'écrivain, son droit consistant à percevoir un loyer sur les exemplaires de son œuvre, il les percevra lors de l'introduction sur le territoire de ceux fabriqués à l'étranger, au lieu de les percevoir de l'exploitant.

CHAPITRE XLVIII

DE LA CRÉATION D'UNE CAISSE CENTRALE ET DE SON ORGANISATION

Il importe maintenant de déterminer de quelle façon les propriétaires opéreraient la perception des loyers dus par les locataires. Avec la liberté d'exploitation, indispensable pour la reconnaissance complète du droit des auteurs, ils éprouveraient de grandes difficultés à toucher de leurs différents locataires les revenus de leur bien ; ils seraient astreints à des démarches incessantes qui soumettraient en même temps les industriels à des investigations trop nombreuses. Les rapports entre l'un et l'autre devraient donc être simplifiés autant que possible.

On y arriverait par la création, soit au moyen de l'initiative publique, soit au moyen de l'initiative privée, d'une caisse centrale où à des époques périodiques et déterminées, les éditeurs seraient tenus de verser les loyers dus sur tous les exemplaires édités par eux dans la période écoulée. Ce versement serait accompagné d'une liste ou d'un bordereau détaillé et certifié par la partie payante dont la véracité serait ensuite vérifiée par des agents spéciaux ayant un droit d'investigation sur les opérations commerciales des éditeurs, investigation qui serait, du reste, facilitée par le numérotage obligatoire de tous les exemplaires. Leur fonction serait à peu près celle des inspecteurs de l'enregistrement qui, chaque année, dans les études de notaire, dans les bureaux des receveurs et dans les Sociétés de crédit vérifient les perceptions faites pendant l'année écoulée. Toute omission de la part de l'éditeur donnerait lieu à une augmentation du loyer, de même que le défaut d'enregistrement d'un acte dans un délai déterminé occasionne la perception d'un double droit ou d'un demi-droit en sus.

CHAPITRE XLIX

DE LA PERCEPTION DU LOYER DES AUTEURS

C'est aux guichets de la caisse ainsi créée que les propriétaires de l'œuvre toucheraient les sommes provenant de son exploitation, après le prélèvement d'une redevance déterminée destinée aux frais généraux de l'établissement ainsi qu'au salaire des agents percepteurs et vérificateurs.

La profession d'éditeur a subi de telles entraves pendant les longues années durant lesquelles elle a été soumise aux prescriptions du décret de 1810, sans que sa prospérité en ait souffert, qu'elle pourrait également, sans grave dommage, supporter les charges qui résulteraient de la création de la caisse centrale et de ses agents.

La création de cette caisse ne serait que la généralisation d'une institution déjà existante, celle des agents généraux de la Société des Auteurs dramatiques et de la Société des Auteurs et Compositeurs de musique.

CHAPITRE L

DE LA REPRÉSENTATION DE LA PROPRIÉTÉ LITTÉRAIRE AU MOYEN D'UN TITRE FIDUCIAIRE

Mais faire dépendre la faculté de toucher les revenus d'une œuvre d'une série de contrats, la soumettre à l'examen de titres toujours plus nombreux, serait sans doute engendrer des controverses, des difficultés, des complications sans cesse renouvelées; le propriétaire d'une œuvre littéraire devrait pouvoir faire reconnaître son droit sans difficultés. Il serait possible d'y arriver par la création d'un titre fiduciaire représentatif de la propriété et dont la possession emporterait présomption de propriété.

On sait le développement considérable qu'ont acquis depuis près d'un siècle les valeurs mobilières. Les titres de rente, les actions, les obligations constituent la plus grande partie de la richesse publique; il importe peu que ces divers éléments de fortune consistent en une créance sur un État, une ville ou une Société ou dans une quote-part dans une entreprise industrielle; ils sont toujours et indifféremment figurés par un titre fiduciaire dont la transmission opère en même temps celle du droit qu'il représente.

Lorsque l'État contracte un emprunt, les souscripteurs, en échange de l'argent qu'ils versent dans les caisses publiques, reçoivent un titre sur la représentation duquel ils peuvent, à des époques déterminées, toucher les arrérages de leur rente, c'est-à-dire le loyer du capital versé par eux.

L'auteur qui fait paraître un livre fait à la masse commune l'apport en nature d'une chose déterminée, à la charge d'un loyer proportionnel à l'usage qui en est fait, il transforme son œuvre en un droit à ce loyer qui sera perpétuel si la consommation du livre est perpétuelle; de même le rentier transforme son argent en un droit à des arrérages. Chacun de ses droits devrait être matérialisé de la même façon.

CHAPITRE LI

DU DÉPOT LÉGAL

Une disposition des lois spéciales, qui n'est, du reste, que la reproduction d'un antique usage, astreint les auteurs d'un livre nouveau au dépôt d'un certain nombre d'exemplaires, dont un notamment à la Bibliothèque Nationale. Cette disposition a jusqu'à ce jour continué d'être fidèlement remplie sans qu'on y ait jamais attaché grande importance; la loi n'en a, du reste, pas déterminé le sens d'une façon bien précise. On pourrait, cependant, en faire le point de départ d'une réglementation du droit des auteurs et de la propriété littéraire, car elle donne, à la richesse particulière que constitue l'œuvre, une assiette fixe.

Le dépôt, toutefois, devrait être entouré de garanties plus efficaces qu'actuellement; il serait bon qu'il fût effectué par l'auteur lui-même ou par un mandataire régulier, et que l'exemplaire déposé fût revêtu de la signature authentique de l'écrivain. On pourrait, pour cette réglementation, s'inspirer des dispositions de la loi du

5 juillet 1844 sur les brevets d'invention. La Bibliothèque Nationale ou l'Administration chargée de la conservation des œuvres de l'esprit délivrerait un reçu suffisamment explicite de la copie ou de l'exemplaire déposé et, contre la remise de ce reçu, la caisse chargée de toucher les loyers des éditeurs et d'en faire la répartition aux propriétaires, émettrait une valeur fiduciaire formant titre contre elle-même, dont la possession entraînerait présomption de propriété et conférerait le droit de toucher, à simple présentation, aux époques déterminées.

CHAPITRE LII

DE L'ÉMISSION DES TITRES DE PROPRIÉTÉ

Ce titre serait émis au nom de l'auteur, ou, sur sa demande formelle, sans nom, c'est-à-dire au porteur ; et pour sa rédaction il n'y aurait qu'à s'inspirer de celle employée actuellement par le Trésor pour les titres de la Dette publique ; elle est ainsi conçue.

Le directeur de la Dette publique certifie que (ici le nom du titulaire ou seulement la mention au porteur) est inscrit sur le Grand-Livre pour   francs de rente.

Il n'y aurait qu'à la transformer de la manière suivante :

Le directeur de   certifie que   est inscrit sur le Grand-Livre pour la propriété d'un ouvrage intitulé

Quelle serait la fortune de semblabies titres? L'usage seul peut le démontrer. Ils seraient, dans tous les cas, très facilement négociables : Certains craindront que ces facilités de négociations ne livrent les écrivains aux spéculateurs ; mais ce sera à eux à s'en défendre. Cette crainte est du reste détruite par l'espoir, nullement téméraire ni chimérique, que ces titres, gràce à leur libre circulation, deviendront peut-être avec le temps un puissant instrument de crédit. Ils auraient pour avantage de faire sortir le droit des auteurs du domaine immatériel, des obscurités et des subtilités où il se débat et se perd, ils le rationaliseraient.

Nul n'est choqué aujourd'hui qu'une créance contre un État, une ville ou une Société de crédit, un intérêt dans une grande entreprise industrielle soient représentés par un morceau de papier revêtu de quelques signatures et embelli de vignettes représentant des locomotives franchissant des précipices.

Pourquoi s'étonnerait-on davantage de voir représenté de la même façon le droit de toucher au loyer sur la reproduction des œuvres d'un grand auteur, du moment que cela ne donnerait pas au titulaire le droit de les modifier ou d'en arrêter le développement?

Ce ne serait que juste si ce titre était resté entre les mains des héritiers de l'écrivain; ce le serait également s'il se trouvait entre les mains d'un homme l'ayant acquis à prix d'argent, car l'auteur ou ses représentants auraient au moins touché ce prix.

CHAPITRE LIII

QUE L'HOMME DE LETTRES NE DEVIENDRAIT PAS COMMERÇANT PAR LA MATÉRIALISATION DE SON DROIT.

On nous reprochera sans doute d'assimiler la production des œuvres de l'esprit à un acte commercial; mais c'est l'usage qui en est coupable; du reste, ce n'est pas l'œuvre elle-même qui devient commerciale; c'est l'exploitation qui en est faite. L'homme de lettres ne devient ni industriel, ni négociant, ni banquier; il dit seu-

lement aux autres hommes : « Je vous livre
« mon ouvrage; faites-en l'usage qu'il vous
« plaira; mais si vous n'exercez votre usage
« qu'à prix d'argent je m'en réserve une part;
« tant qu'il en sera ainsi j'aurai droit à cette
« part et je dois pouvoir transmettre ce droit à
« ma descendance la plus éloignée, dans l'espace
« et dans le temps. »

CHAPITRE LIV

DES PRINCIPES GÉNÉRAUX DONT DEVRAIT S'INSPIRER UNE MODIFICATION DE LA LÉGISLATION

Et maintenant, s'il nous fallait résumer et en
quelque sorte codifier ces observations sur le
droit des auteurs, la propriété littéraire et l'exploitation des œuvres de l'esprit, nous dirions
que la législation en devrait être inspirée et régie
par les principes suivants :

1º L'œuvre de l'esprit est un bien dont la propriété appartient à l'auteur et se transmet par
tous les moyens indiqués dans le Code civil;

2º La publication, c'est-à-dire l'acte par lequel
l'auteur porte son œuvre à la connaissance du

public, donne naissance à un droit d'usage perpétuel au profit de ce dernier;

3° Le propriétaire a droit aux sommes moyennant lesquelles s'exerce le droit d'usage et c'est
le droit à ces sommes qui, dès qu'une œuvre a
été publiée, constitue ce que l'on appelle commu-
nément propriété littéraire;

4° Les reproductions d'une œuvre de l'esprit,
sous quelque forme que ce soit : éditions, représentations, exécutions, sont des fruits; leur prix
constitue des fruits civils;

5° Chacun peut librement entreprendre la reproduction des œuvres de l'esprit;

6° Celui qui entreprend, même à ses risques et
périls, la reproduction des œuvres de l'esprit et
en fait l'objet d'un commerce, est tenu d'un loyer
envers le propriétaire;

7° Le propriétaire peut confier à qui il veut le
soin de reproduire, pour la première fois, une
œuvre de l'esprit encore inédite et lui en assurer
l'exploitation exclusive pendant un temps déterminé qui ne peut excéder la durée de la vie de
l'auteur et sans que cette durée puisse être inférieure à dix années;

8° Dans tous les cas, les rapports du propriétaire et de celui qui est chargé ou se charge volontairement de la reproduction des œuvres de

l'esprit sont réglés par le titre VIII, livre III du Code civil, relatif au contrat de louage ;

9° Les obligations de celui qui est chargé ou se charge librement de la reproduction d'une œuvre de l'esprit pendant toute la période qui s'écoule entre la remise du manuscrit original et l'apparition publique sont réglées par le titre XI, livre III du Code civil relatif au dépôt ;

10° Celui qui est chargé ou se charge librement de la reproduction d'une œuvre de l'esprit ne peut y apporter aucune modification sans le consentement exprès et par écrit de l'auteur et ne peut la reproduire que sous la forme qui a été prévue ou d'après celle qui est censée avoir été prévue d'après les circonstances ;

11° Lorsqu'une œuvre de l'esprit peut faire l'objet de deux exploitations différentes, celui qui est chargé ou se charge de l'exploitation secondaire est soumis à celui qui est chargé ou se charge de l'exploitation principale ;

12° Les propriétaires d'une œuvre de l'esprit sont privilégiés pour le paiement de leur loyer dans les termes de l'article 2102, paragraphe premier du Code civil.

QUATRIÈME PARTIE

I

CONCLUSION

CHAPITRE PREMIER

D'UNE MODIFICATION DE LA LÉGISLATION

Sans aucun parti pris de dénigrement, nous avons déjà eu l'occasion de faire remarquer que seuls les gouvernements autoritaires et absolus s'étaient préoccupés d'améliorer le sort des auteurs. Ce serait un honneur pour le régime actuel de reprendre cette question et de mettre fin à une choquante inégalité. Toutefois, toute tentative qui n'aurait pour but qu'une extension du délai serait un leurre; cinquante ans ou un siècle sont bien peu de choses; ce n'est qu'une faible portion de la postérité, et les œuvres qui ont subi ce temps d'épreuves sont éternelles.

Il faudrait donc faire table rase de la législation actuelle et la reconstituer sur des bases plus larges et plus rationnelles. Ce n'est pas bien compliqué, et il s'agit seulement de se mettre d'accord sur deux principes.

« La volonté de l'auteur est sans effet **sur l'ex-**
« ploitation d'une œuvre à partir du moment où
« elle a été communiquée aux autres hommes.

« Son droit consiste en un droit au prix de
« cette œuvre et ne s'éteint qu'avec elle. Il se
« résume dans la proposition suivante : Li-
« berté d'exploitation, mais à charge d'un loyer
« à payer au propriétaire. »

Il n'y a que ces deux principes qui soient du domaine du pouvoir législatif ; tout le reste est affaire de réglementation administrative et il serait facile d'y pourvoir par une assimilation de cette richesse spéciale à tout ce qui constitue la fortune publique.

CHAPITRE II

NÉCESSITÉ DE DÉTERMINER LES FONCTIONS DE L'INTERMÉDIAIRE

Méconnu dans son essence par la législation, le droit des auteurs se trouve encore entravé dans

son exercice par l'intervention d'un intermédiaire
entre eux et le public; nous avons dit ce qu'il
fallait penser de la fonction exacte de l'éditeur et
de l'entrepreneur de concerts et de spectacles. A
l'encontre des autres industriels qui achètent une
matière première pour la manufacturer et la mé-
tamorphoser selon leur spécialité et les besoins
de leur clientèle, ils tirent des fruits d'un fonds
antérieur qui survit à leur exploitation ; ce ne sont
que des fermiers ou des locataires. La nature de
leur intervention a été complètement dénaturée
par l'usage et les abus, et elle ne reprendra son
véritable caractère qu'avec la liberté d'exploiter.
La propriété littéraire envisagée légalement, ne
comportant pas le droit d'autoriser la reproduction ou la représentation d'une œuvre, ne com-
porte pas davantage le droit d'en assurer le privilège exclusif à un individu déterminé.

CHAPITRE III

CE QU'IL FAUDRAIT FAIRE POUR HATER
UNE MODIFICATION DES LOIS

Bien que la reconnaissance absolue et non limitée du droit des auteurs ne nous paraisse pas

devoir présenter de grandes difficultés, à la condition toutefois qu'il ne soit ni dénaturé, ni basé sur un principe faux, on peut se demander si la réalisation de cette réforme est bien prochaine et si l'avènement n'en sera pas longtemps retardé, tant par l'insouciance du pouvoir législatif que par la résistance de ceux qu'elle atteindrait dans leurs privilèges et dans leurs intérêts pécuniaires. Chaque fois que dans la discussion des différentes lois s'est agitée la question de la perpétuité, on a objecté que le droit était limité dans toutes les législations européennes ; mais ce n'est pas une raison, et la France n'en est pas à une révolution de plus, aussi bien dans l'ordre politique que dans l'ordre moral ou juridique.

Est-ce à dire qu'il faille l'attendre et qu'il n'y ait rien à faire jusque-là? Nous ne le pensons pas, et le droit temporaire pourrait être réglementé d'une façon analogue au droit perpétuel. Les hommes de lettres et les auteurs en général devraient en prendre l'initiative par une entente entre eux. Renonçant d'eux-mêmes à la faculté d'autoriser ou d'interdire la reproduction ou la représentation de leurs œuvres dans les limites que nous avons indiquées, ils devraient réduire leurs droits à celui de toucher le loyer de leurs ouvrages et s'occuper ensuite d'en régulariser la perception.

Ce résultat a été en partie atteint, comme nous allons avoir l'occasion de le dire, pour les œuvres destinées à la représentation et à l'exécution publiques. Le jour où l'exercice de ce droit aurait été réglé d'une manière pratique et où il aurait été assimilé à tous les autres droits qui composent la fortune publique, il serait reconnu perpétuel sans grande difficulté et, pour nous servir de l'expression de Lamartine, le législateur ne verrait aucun obstacle à dire : toujours, où il a dit cinquante ans.

CHAPITRE IV

DES SOCIÉTÉS PROTECTRICES DES DROITS DES AUTEURS

Ce groupement des divers intérêts en jeu a déjà été tenté, mais dans des conditions singulièrement imparfaites, au moyen de la constitution de différentes Sociétés qui sont : la Société des Gens de Lettres, la Société des Auteurs et Compositeurs dramatiques, la Société des Auteurs, Compositeurs et Éditeurs de musique ; on peut y joindre la Société des Artistes français dont les dispositions sont applicables notamment aux peintres, sculpteurs ou graveurs. Toutes sont reconnues comme d'utilité publique; mais ce n'est là qu'une satisfaction presque platonique qui ne suffit pas à leur donner la personnalité morale indispensable.

Les unes et les autres ont été l'objet de critiques nombreuses, et on leur a reproché tour à tour de sacrifier des intérêts artistiques à des intérêts pécuniaires et réciproquement; reproche singulier, mais mérité, car leur objet aux unes et aux autres est fort mal défini, et, en examinant attentivement leurs statuts, on ne voit pas bien si ce sont les intérêts moraux ou les intérêts matériels des associés qu'elles sont chargées de défendre. Elles devraient avoir ce double but et se diviser en deux parties distinctes, l'une purement artistique et technique, l'autre matérielle et administrative.

CHAPITRE V

DE LA SOCIÉTÉ DES AUTEURS DRAMATIQUES

La Société des Auteurs dramatiques est arrivée à un résultat assez appréciable, car elle a asservi presque complètement, au point de vue matériel,

les entrepreneurs de spectacles ; la création des
agents généraux chargés de la perception laisse
à l'auteur toute son indépendance vis-à-vis des
directeurs ; de graves abus subsistent cependant
encore. Bien que la quote-part de la recette attribuée à l'écrivain à titre de loyer soit déterminée
dans les traités passés entre les exploitants et la
Société à raison du nombre d'actes de l'ouvrage,
certains y contreviennent et imposent aux auteurs besoigneux et débutants la remise ou la restitution de tout ou partie de ce loyer. Il y a là
une fraude qui devrait être sévèrement réprimée ;
la faiblesse de l'auteur en est en grande partie la
cause, mais on ne peut pas la lui reprocher, puisqu'il en est victime ; la constatation de cette contravention devrait donc exposer le directeur, sinon
à des poursuites et à une suspension de son droit
d'exploiter, du moins à une amende assez considérable. Enfin, on peut encore reprocher à la Société des Auteurs de n'avoir pas suffisamment
déterminé et limité le droit de l'exploitant pendant toute la période qui s'écoule entre la remise
du manuscrit entre ses mains et la première représentation. Pendant cette durée, il n'est que
simple dépositaire et devrait être traité comme
tel.

15.

CHAPITRE VI

DE LA SOCIÉTÉ DES COMPOSITEURS DE MUSIQUE

Comme la Société des Auteurs, la Société des Compositeurs est arrivée à centraliser la perception des loyers dus sur l'exécution et la représentation des œuvres musicales; la besogne était ardue, car elle comprenait des détails infinis; on sait le nombre considérable de chansonnettes qui se débitent dans une représentation de café-concert; chacune d'elle est le produit de la collaboration d'un musicien, d'un et parfois deux paroliers; la part totale des auteurs est calculée sur l'ensemble de la recette et la répartition en est ensuite faite entre tous ceux dont les œuvres ont été exécutées; on voit de quelles fractions infinitésimales se composent les sommes touchées par les ayants-droit et combien doit être complexe l'organisation de la Société qui les perçoit. On doit cependant lui reprocher de laisser les auteurs désarmés en face de l'éditeur.

CHAPITRE VII

DE LA SOCIÉTÉ DES GENS DE LETTRES

La Société des Gens de lettres est beaucoup plus imparfaite ; elle n'a pas un caractère aussi général et ne se compose pas indistinctement de tous les hommes de lettres ou tout au moins de ceux qui ont adhéré à ses statuts ; on n'en fait pas partie de plein droit et l'admission est soumise à l'adhésion des membres du Comité, son influence effective et morale doit par ce fait être beaucoup moindre. Au point de vue matériel, elle se borne uniquement à la perception des droits dus sur la reproduction dans les journaux et recueils périodiques des œuvres de ses membres, elle les laisse également sans défense vis-à-vis de l'exploitant en librairie.

CHAPITRE VIII

DE L'IMPERFECTION DE CES SOCIÉTÉS
ET DE LEUR MODIFICATION

Aucune des Sociétés derrière lesquelles les auteurs ont cherché à s'abriter n'atteint en résumé son but; il ne faut pas s'en étonner, car lors de leur fondation la loi était beaucoup moins large qu'à présent et se montrait rebelle à ces Sociétés protectrices destinées à défendre une catégorie de citoyens contre les exigences de certains industriels. Ce ne pouvait être alors que des Sociétés de secours mutuels et c'est à ce titre qu'elles furent reconnues comme d'utilité publique. La loi du 21 mars 1884 sur les Syndicats professionnels est venue élargir singulièrement l'existence de semblables Associations, et c'est en s'inspirant de ses dispositions que les Sociétés dont nous avons parlé pourraient être modifiées ; elles acquerraient ainsi la personnalité morale indispensable, et les auteurs, en en confiant la direction et l'administration à d'autres qu'à des hommes de lettres, éviteraient tous ces rapports avec les exploitants, au cours desquels leur intérêt particulier peut se trouver en contradiction avec l'intérêt général.

CHAPITRE IX

DE LA CRÉATION D'UN ÉTABLISSEMENT DE CRÉDIT INTELLECTUEL

Concurremment à ces Associations pourraient s'établir un ou plusieurs établissements de crédit chargés, sous la surveillance des Syndicats, mais sous la responsabilité de leurs propres administrateurs, de percevoir les redevances ou loyers dus par les exploitants et de les répartir aux propriétaires.

Cet établissement devrait être établi sous la forme anonyme, une partie de son capital pourrait être affecté à la garantie de la bonne gestion de la Société, le surplus pourrait, dans des conditions à déterminer, être employé à des avances aux auteurs, à valoir sur leurs droits à venir.

CHAPITRE X

D'UNE APPLICATION DE SOCIÉTÉ COOPÉRATIVE

Il y a aussi une forme de Société, qui chaque jour devient plus en honneur, l'application en a d'abord été faite à l'étranger; puis peu à peu elle s'est acclimatée en France où elle semble donner des résultats favorables. C'est la Société coopérative à capital variable qui arrive à supprimer tout intermédiaire entre le producteur et propriétaire et le consommateur; l'application à la production artistique et littéraire pourrait en être tentée et aurait certainement des conséquences favorables; elle réduirait l'éditeur au seul rôle qui lui convienne et qui soit en rapport avec les services qu'il rend, elle permettrait l'exploitation directe de l'œuvre qui est la seule équitable. Une Société de ce genre acquerrait rapidement des ressources considérables dont la juste répartition faciliterait à la fois les débuts des jeunes écrivains et assurerait l'avenir des auteurs dans le besoin.

CHAPITRE XI

CONCLUSION GÉNÉRALE

Quoi qu'il en soit, la législation sur la propriété littéraire ne peut être considérée comme définitive elle offre au contraire tous les caractères d'une chose transitoire : il faut qu'elle soit modifiée de façon à ce qu'enfin les sommes considérables que met en mouvement le commerce des œuvres de l'esprit profitent à ceux qui y donnent naissance et que l'on arrive à la juste application de ce principe de l'équité naturelle : A chacun selon ses œuvres. Pour nous, nous voulons seulement l'honneur d'avoir contribué à montrer le chemin.

II

APPENDICE

CHAPITRE PREMIER

RÉSUMÉ DES LÉGISLATIONS ÉTRANGÈRES ET DES
CONVENTIONS INTERNATIONALES

A titre d'appendice nous donnons ci-après un résumé des différentes législations étrangères relativement à la propriété littéraire [1].

Partout la durée du droit des auteurs est limitée parce que partout on l'a fait consister dans le droit d'autoriser la reproduction, la traduction ou la représentation de l'œuvre littéraire ou musicale, de sorte que ces lois spéciales n'ont aucun caractère de généralité et finissent toutes par aboutir à un certain nombre de mesures destinées à réprimer la contrefaçon. Ce n'est qu'indirectement que l'on arrive à se rendre compte que le droit des auteurs puisse se résumer en un recours pécuniaire, de telle sorte que les sommes leur revenant constituent non le prix de leur bien, mais le prix de leur consentement.

---

1. Les éléments de ce résumé sont en grande partie extraits de l'ouvrage de MM. Lyon Caen et Delalain, récemment paru sous le titre : *Lois françaises et étrangères sur la propriété littéraire et artistique*. Collection des Codes étrangers.

Or, nous pensons que les droits de reproduction, de traduction et de représentation ne sont pas de l'essence de la propriété littéraire ou du moins qu'il n'en font partie qu'à un titre très exceptionnel et très accessoire. La reproduction, la traduction et la représentation ne sont que les différents modes d'exploitation d'un bien, leur exercice, libre ou autorisé, doit être sanctionné par le paiement d'un loyer et c'est le droit à ce loyer qui constitue la propriété littéraire ou du moins qui en est la conséquence légale, juridique et économique.

Quoi qu'il en soit, voici les dispositions des législations étrangères :

Allemagne. — La durée de la propriété littéraire est de la vie de l'auteur et encore trente ans après sa mort. Pour les ouvrages en collaboration, le délai ne court que du décès du dernier mourant des auteurs. La protection n'est accordée qu'à la charge d'une notification à l'enregistrement, inscrite sur un registre tenu par la municipalité de Leipzig.

Autriche-Hongrie. — La législation sur le droit des auteurs n'est pas la même en Autriche et en Hongrie.

Autriche. — La durée de la propriété littéraire est de la vie de l'auteur et trente ans après sa mort. Toutefois, ce délai est réduit à dix ans en ce qui concerne l'exécution publique des œuvres musicales et dramatiques.

Hongrie. — La durée de la propriété est de la vie de l'auteur et cinquante ans après sa mort; sans limitation du délai pour les œuvres musicales et littéraires.

Par suite d'une convention intervenue entre les gouvernements autrichiens et hongrois, les auteurs et leurs représentants jouissent réciproquement, dans chacun des États, des avantages qui leur sont concédés par les lois.

Belgique. — La durée de la propriété est de la vie de l'auteur et cinquante ans après sa mort.

Danemark. — La durée est également de la vie de l'auteur et cinquante ans après sa mort.

Espagne. — La durée de ce qui, en Espagne, est qualifié de propriété intellectuelle est de la vie de l'auteur et quatre-vingts ans après sa mort avec cette réserve que dans le cas où l'auteur aurait cédé son œuvre de son vivant et laisserait des héritiers nécessaires, le droit des cessionnaires expirerait vingt-cinq ans après le décès et passerait ensuite aux héritiers pour une nouvelle période de vingt-cinq ans. L'exercice du droit des auteurs est facilité par l'institution d'un registre général de la propriété intellectuelle tenu au Ministère de l'Instruction publique et l'obligation du dépôt de trois exemplaires signés des œuvres nouvelles à l'Institut, au Ministère de l'Instruction publique et à la Bibliothèque Nationale. En principe, l'œuvre tombe dans le domaine public, à défaut d'inscription au registre, dans le délai de dix ans.

Grande-Bretagne. — La durée du droit est de sept ans après la mort de l'auteur sans que la durée totale puisse être inférieure à quarante-deux ans. Inscription de la propriété sur le registre de la Compagnie des libraires.

Grèce. — Elle n'a pas de législation spéciale sur la propriété littéraire; la reproduction par la presse d'une œuvre de l'esprit est interdite pendant une durée de quinze ans, à compter de son apparition et sauf le cas où un privilège serait accordé pour une plus longue durée. Il n'existe pas de documents relatifs à la représentation et l'exécution publique des œuvres dramatiques et musicales.

Italie. — La durée de la propriété est de toute la vie de l'auteur sans que cette période puisse être inférieure à quarante années, à compter de l'apparition de l'œuvre; à cette première période en succède une seconde également de quarante années pendant laquelle l'œuvre peut être reproduite sans le consentement du propriétaire, mais à charge de lui payer une redevance de 5 % sur le prix fort de chaque exemplaire. En ce qui concerne les œuvres dramatiques et musicales destinées à l'exécution et à la représentation publique, la durée de la propriété est fixée à quatre-vingts ans à compter de la première représentation.

Les éditeurs qui veulent éditer des œuvres dont l'apparition remonte à plus de quarante ans sont tenus de présenter au préfet de leur domicile une déclaration écrite contenant indication de leur nom et domicile, de l'œuvre qu'ils veulent reproduire, du nombre d'exemplaires et du prix qui sera marqué sur chacun d'eux ; la déclaration contient en outre offre de payer à celui ou ceux qui prouveront y avoir droit une redevance égale au vingtième du prix multiplié par le nombre d'exemplaires. Elle est insérée par deux fois dans un journal d'annonces légales.

La réserve du droit des auteurs est en outre soumise à une déclaration à la préfecture et à une inscription sur des registres spéciaux.

Luxembourg. — La durée de la propriété est de la vie de l'auteur et trente ans après sa mort pour les œuvres exclusivement littéraires ; pour les œuvres musicales et dramatiques elle est, en ce qui concerne la représentation et l'execution publiques, de la vie de l'auteur et dix ans après sa mort, à la condition que réserve en soit faite sur les exemplaires.

Norvège. — La durée de la propriété est de la vie de l'auteur et cinquante ans après sa mort avec droits spéciaux au profit du conjoint survivant.

Pays-Bas. — La législation est assez complexe.

La durée de la propriété sur les œuvres exclusivement littéraires est de cinquante ans à compter de la première édition, sans que le délai puisse expirer avant la mort de l'auteur. La protection n'est accordée qu'à charge d'un dépôt préalable et d'une inscription sur un registre tenu au Ministère de la Justice.

Le droit d'exécution et de représentation publiques des œuvres musicales et dramatiques se perd dès que ces œuvres sont publiées en librairie, à moins d'une réserve indiquée en tête des exemplaires; en ce cas le droit a une durée de dix ans à compter de la publication.

Pour les œuvres dramatiques et musicales non publiées, le droit dure toute la vie de l'auteur et trente ans après sa mort.

Portugal. — La durée du droit est de la vie de l'auteur, et de cinquante années après sa mort à charge d'un dépôt préalable et d'un enregistrement à la bibliothèque publique de Lisbonne pour les œuvres littéraires, et au Conservatoire royal de Lisbonne pour les œuvres musicales ou dramatiques.

Russie. — La durée de la propriété des œuvres exclusivement littéraires est de la vie de l'auteur et cinquante ans après sa mort. Il n'y a pas de dispositions en ce qui concerne les œuvres dramatiques; toutefois les auteurs de pièces représentées sur les théâtres impériaux touchent, pendant leur vie, une part proportionnelle de la recette, de ces pièces; le *Quantum* est déterminé suivant la nature des œuvres; de plus, suivant accord entre le directeur et l'auteur, cette remise proportionnelle peut être remplacée par une somme une fois payée et déterminée, suivant un tarif préalable établi suivant la nature des œuvres [1].

Dans le grand-duché de Finlande la représentation des œuvres dramatiques publiées en librairie est libre, à moins de réserve spéciale et, dans ce cas, la durée de la propriété est de la vie de l'auteur et cinquante ans après sa mort.

Suède. — La durée du droit est de la vie de l'auteur et cinquante ans après sa mort.

La durée du droit de représentation pour les

1 Signalons en passant cette singulière disposition de la loi russe qui arrive à tarifer les ouvrages suivant leur nature : tant l'opéra, tant la tragédie, tant le drame, tant la comédie, tant l'opérette, le vaudeville ou le ballet.

œuvres dramatiques est de la vie de l'auteur et cinq ans après sa mort.

Suisse. — La durée du droit des œuvres exclusivement littéraires est de la vie de l'auteur et trente ans après sa mort.

La représentation et l'exécution publiques des œuvres musicales et dramatiques publiées est libre, mais à charge par l'entrepreneur de se soumettre à l'exécution des conditions imprimées en tête de la brochure ainsi qu'au paiement d'une redevance proportionnelle qui y est indiquée et dont le montant ne peut être supérieur à deux pour cent de la recette brute.

Turquie. — Le système des privilèges est encore en vigueur; ils ont une durée de quarante années à compter de la publication.

Japon. — La durée de la propriété est de la vie de l'auteur et cinq ans après sa mort sans qu'elle puisse être inférieure à trente-cinq ans et à charge d'inscription au Ministère de l'Intérieur.

République Argentine. — La reproduction et la représentation d'une œuvre sans le consentement des auteurs est simplement punie d'une amende.

Bolivie. — La durée de la propriété est de la vie de l'auteur et cinquante ans après sa mort.

Brésil. — La contrefaçon des œuvres exclusivement littéraires est simplement réprimée pendant la vie de l'auteur et dix ans après sa mort. Il n'y a pas de documents législatifs relativement aux œuvres musicales et dramatiques.

Chili. — La durée de la propriété est de la vie de l'auteur et cinq années après sa mort.

Colombie. — La durée de la propriété littéraire est de la vie de l'auteur et quatre-vingts ans après sa mort, à charge d'inscription sur un registre tenu au Ministère de l'Instruction publique.

Équateur. — La durée de la propriété est de la vie de l'auteur et cinquante ans après sa mort, à charge d'inscription sur un registre spécial.

États-Unis d'Amérique. — La reconnaissance de la propriété est soumise à une déclaration et à un enregistrement; sa durée est de vingt-huit ans à partir de ce moment et peut-être prorogée de quatorze ans au profit de l'auteur, sa veuve ou ses enfants.

Pérou. — La durée de la propriété littéraire est de la vie de l'auteur et vingt ans après sa mort.

On voit par ce rapide résumé des législations étrangères combien la notion du droit des auteurs est vague et imprécise et à quel point le véritable caractère en est encore méconnu.

CHAPITRE II

REMARQUES SUR LES LÉGISLATIONS ÉTRANGÈRES

Certaines nations comme la Grèce, la République Argentine et le Brésil n'ont aucune loi spéciale et se bornent simplement à réprimer temporairement la contrefaçon. Considérant que la propriété littéraire est de droit naturel, nous serions presque tenté de conclure qu'elle est perpétuelle dans ces pays, puisqu'elle n'y est ni formellement niée, ni formellement reconnue; mais cette conclusion serait singulièrement audacieuse dans l'état actuel de la question. Les législations des différents peuples considèrent en définitive que la propriété littéraire n'existe pas ou du moins n'existe que grâce aux lois qui l'établissent.

Les autres peuples ont tous, sur la matière, soit des textes particuliers, soit des dispositions spéciales inscrites dans leurs codes; les uns et les autres limitatifs, mais à travers lesquels l'on peut découvrir deux théories principales : l'une fixant la durée du droit à un certain nombre d'années à compter de l'apparition de l'œuvre;

l'autre la déterminant par la vie de l'auteur et un certain nombre d'années après sa mort. Bien que ces deux systèmes nous paraissent également injustes dans leurs résultats ; il nous semble cependant que celui qui limite la durée à un certain nombre d'années après l'apparition de l'œuvre est plus logique et plus conforme au principe actuel des différentes législations.

Nous devons signaler les dispositions singulières d'un certain nombre de lois qui accordent une durée différente à la propriété des œuvres littéraires et à celle des œuvres dramatiques et musicales ou du moins qui protègent pendant des périodes inégales le droit de reproduction d'une part, et le droit de représentation et d'exécution d'autre part, si bien que l'on arrive à cette conséquence bizarre d'œuvres tombées dans le domaine public pour le directeur de théâtre et faisant en même temps partie, pour l'éditeur, du patrimoine particulier de l'homme de lettres.

De toutes les législations européennes, la législation espagnole est celle qui se montre le plus favorable aux droits des auteurs. et elle en pousse à ce point le respect, qu'il est interdit à l'acquéreur d'un tableau ou d'une statue de l'exposer sans le consentement de l'auteur. Cependant il est permis de se demander si les législateurs italiens n'ont pas eu une perception plus nette de ce qu'était ou du moins de ce que devrait être le droit des auteurs. De même la loi suisse autorisant la libre représentation des œuvres dramatiques à la charge d'une redevance à payer à l'auteur, nous semble se rapprocher de la vérité.

Nous répétons encore ce que nous avons essayé de démontrer dans les pages qui précèdent, que le consentement de l'auteur est sans valeur pour l'exploitation ultérieure des œuvres publiées. Il ne peut prétendre qu'à un droit personnel et temporaire de contrôle et de surveillance mais ce qui doit lui revenir, à lui et à ses ayants-cause à perpétuité, ce sont les produits matériels de l'exploitation de ses œuvres.

CHAPITRE III

DES REGISTRES DE LA PROPRIÉTÉ INTELLECTUELLE

Certaines lois soumettent la reconnaissance de la propriété littéraire à un dépôt préalable et à une inscription sur des registres spéciaux. Nous croyons qu'il faut voir dans ces prescriptions le point de départ et le germe d'une reconnaissance absolue, complète ou perpétuelle du droit des auteurs. Il est possible que cela n'ait pas été dans la pensée de ceux qui les ont imaginées ; il n'est cependant pas interdit d'en tirer un parti utile et pratique. L'administration ou se centraliseraient ces diverses inscriptions pourrait être facilement assimilée à nos conservations hypothécaires de France ou, suivant certaines divisions territoriales, se réunissent les transactions de toute nature relatives à la propriété immobilière.

CHAPITRE IV

DES PAYS OU LA PROPRIÉTÉ EST PERPÉTUELLE

A la liste que nous avons donnée il faut ajouter trois pays que certainement l'on ne s'attend pas à trouver aussi progressistes en une semblable matière. Ce sont le Guatémala, le Mexique et le Vénézuela où la propriété est perpétuelle.

Elle n'y est cependant reconnue qu'à la condition d'un dépôt préalable et d'une adhésion de la part de l'autorité administrative ou d'une inscription sur des registres spéciaux. Toutefois, au Mexique, le droit de représentation et d'exécution publiques, pour les œuvres musicales et dramatiques, ne dure que la vie de l'auteur et trente ans après sa mort.

Signalons encore une disposition de la loi vénézuelienne suivant laquelle le droit ne se transmet perpétuellement aux acquéreurs que si l'auteur ne laisse pas d'héritiers nécessaires; dans ce cas les acquéreurs n'ont, à compter du décès, qu'une propriété de vingt-cinq ans qui, après ce délai, fait retour à la famille du défunt.

Malheureusement les lois du Guatémala, du Mexique et du Vénézuela sont récentes et n'ont pas encore subi l'épreuve du temps, de sorte que l'on peut se demander si, dans la suite, leur stricte application n'engendrera pas de nombreuses difficultés. Elles sont tombées dans ce que nous regardons comme la commune erreur en faisant du consentement de l'auteur le complément obligé de la propriété littéraire.

CHAPITRE V

DES RAPPORTS INTERNATIONAUX EN MATIÈRE DE PROPRIÉTÉ LITTÉRAIRE

Ce résumé des lois étrangères n'aurait qu'un intérêt purement spéculatif, si nous n'y ajoutions pas certaines notions relatives aux conventions conclues avec les autres peuples pour la défense réciproque des droits des auteurs.

Elles sont très nombreuses; et il en a notamment été conclu un nombre considérable avec les petits États qui ont fini par s'agglomérer sous le nom d'Empire d'Allemagne.

Elles se résument presque toutes dans la convention arrêtée à Berne en 1886 après plusieurs années d'études préalables et à laquelle ont adhéré, à peu d'exceptions près, les grandes puissances européennes.

A raison de son importance spéciale nous en donnons le texte complet.

Union internationale pour la protection des œuvres littéraires et artistiques

Convention de Berne, Septembre 1886

Art. 1er.

Les pays contractants sont constitués à l'état d'Union pour la protection des droits des auteurs sur leurs œuvres littéraires et artistiques.

Art. 2.

Les auteurs ressortissant à l'un des pays de l'Union où leurs ayants-cause jouissent dans les autres pays, pour leurs œuvres, soit publiées dans un de ces pays, soit non publiées, des droits que les lois respectives accordent actuellement ou accorderont par la suite aux nationaux.

La puissance de ces droits est subordonnée à l'accomplissement des conditions et formalités prescrites par la législation du pays d'origine de l'œuvre; elle ne peut excéder, dans les autres pays, la durée de la protection accordée dans ledit pays d'origine.

Est considéré comme pays d'origine de l'œuvre, celui de la première publication, ou, si cette publication a lieu simultanément dans plusieurs pays de l'Union, celui d'entre eux dont la législation accorde la durée de protection la plus courte.

Pour les œuvres non publiées, le pays auquel appartient l'auteur est considéré comme pays d'origine de l'œuvre.

Art. 3.

Les stipulations de la présente convention s'appliquent également aux éditeurs d'œuvres littéraires ou artistiques publiées dans un des pays de l'Union, et dont l'auteur appartient à un des pays qui n'en font pas partie.

Art. 4.

L'expression « œuvres littéraires et artistiques » comprend les livres, brochures et tous autres écrits; les œuvres dramatiques et dramatico-musicales avec ou sans paroles; les œuvres de dessin, de peinture, de sculpture, de gravure; les lithographies, les illustrations, les cartes géographiques; les plans, croquis et ouvrages plastiques relatifs à la géographie, à la topographie, à l'architecture ou aux sciences en général; enfin, toute production quelconque du domaine littéraire, scientifique ou artistique, qui pourrait être publiée par n'importe quel mode d'impression ou de reproduction.

Art. 5.

Les auteurs ressortissant à l'un des pays de l'Union, ou leurs ayants-cause, jouissent, dans les autres pays, du droit exclusif de faire ou d'autoriser la traduction de leurs ouvrages jusqu'à l'expiration de dix années à partir de la publication de l'œuvre originale dans l'un des pays de l'Union.

Pour les ouvrages publiés par livraison, le délai de dix années ne compte qu'à dater de la publication de la dernière livraison de l'œuvre originale. Pour les œuvres composées de plusieurs volumes publiés par intervalles, ainsi que pour les bulletins ou cahiers publiés par des Sociétés littéraires ou savantes, ou par des particuliers, chaque volume, bulletin ou cahier est, en ce qui concerne le délai de dix années, considéré comme ouvrage séparé.

Dans les cas prévus au présent article, est admis comme date de publication, pour le calcul des délais de protection, le 31 décembre de l'année dans laquelle l'ouvrage a été publié.

Art. 6.

Les traductions licites sont protégées comme des ouvrages originaux. Elles jouissent, en conséquence, de la protection stipulée aux articles 2 et 3, en ce qui concerne leur reproduction non autorisée dans les pays de l'Union.

Il est entendu que s'il s'agit d'une œuvre pour laquelle le droit de traduction est dans le domaine public, le traducteur ne peut pas s'opposer à ce que la même œuvre soit traduite par d'autres écrivains.

Art. 7.

Les articles de journaux ou de recueils périodiques publiés dans l'un des pays de l'Union peuvent être reproduits, en original ou en traduction, dans les autres pays de l'Union, à moins que les auteurs ou éditeurs ne l'aient expressément interdit. Pour les recueils, il peut suffire que l'interdiction soit faite d'une manière générale en tête de chaque numéro du recueil.

En aucun cas, cette interdiction ne peut s'appliquer aux articles de discussion politique ou à la reproduction des nouvelles du jour et des faits divers.

Art. 8.

En ce qui concerne la faculté de faire licitement des emprunts à des œuvres littéraires ou artistiques pour des publications destinées à l'enseignement ou ayant un caractère scientifique, ou pour des chrestomathies, est réservé l'effet de la législation des pays de l'Union et des arrangements particuliers existant ou à conclure entre eux.

Art. 9.

Les stipulations de l'article 2 s'appliquent à la représentation publique des œuvres dramatiques ou dramatico-musicales, que ces œuvres soient publiées ou non.

Les auteurs d'œuvres dramatiques ou dramatico-musicales, ou leurs ayants-cause, sont, pendant la durée de leur droit exclusif de traduction, réciproquement protégés contre la représentation publique non autorisée de la traduction de leurs ouvrages.

Les stipulations de l'article 2 s'appliquent également à l'exécution publique des œuvres musicales non publiées ou de celles qui ont été publiées, mais dont l'auteur a expressément déclaré sur le titre ou en tête de l'ouvrage qu'il en interdit l'exécution publique.

Art. 10.

Sont spécialement comprises parmi les reproductions illicites auxquelles s'applique la présente convention, les appropriations indirectes autorisées d'un ouvrage littéraire artistique, désignées sous des noms divers, tels que : adaptations, arrangements de musique, etc., lorsqu'elles ne sont que la reproduction d'un tel ouvrage, dans la même forme, ou sous une autre forme, avec des changements, additions ou retranchements, non essentiels, sans présenter d'ailleurs le caractère d'une nouvelle œuvre originale.

Il est entendu que, dans l'application du présent article, les tribunaux des divers pays de l'Union tiendront compte, s'il y a lieu, des réserves de leurs lois respectives.

Art. 11.

Pour que les auteurs des ouvrages protégés par la présente convention soient, jusqu'à preuve contraire, considérés comme tels et admis, en conséquence, devant les tribunaux des divers pays de l'Union, à exercer des poursuites contre les contrefaçons, il suffit que leur nom soit indiqué sur l'ouvrage en la manière indiquée.

Pour les œuvres anonymes ou pseudonymes, l'éditeur dont le nom est indiqué sur l'ouvrage est fondé à sauvegarder les droits appartenant à l'auteur. Il est, sans autres preuves, réputé ayant cause de l'auteur anonyme ou pseudonyme.

Il est entendu, toutefois, que les tribunaux peuvent exiger, le cas échéant, la production d'un certificat délivré par l'autorité compétente, constatant que les formalités prescrites, dans le sens de l'article 2, par la législation du pays d'origine ont été remplies.

Art. 12.

Toute œuvre contrefaite peut être saisie à l'importation dans ceux des pays de l'Union où l'œuvre originale a droit à la protection légale.

La saisie a lieu conformément à la législation intérieure de chaque pays.

Art. 13.

Il est entendu que les dispositions de la présente convention ne peuvent porter préjudice, en quoi que ce soit, au droit qui appartient au Gouvernement de chacun des pays de l'Union de permettre, de surveiller, d'interdire, par des mesures de législation ou de police intérieure, la circulation, la représentation, l'exposition de tout ouvrage ou production à l'égard desquels l'autorité compétente aurait à exercer ce droit.

Art. 14.

La présente convention, sous les réserves et conditions à déterminer d'un commun accord, s'applique à toutes les œuvres qui, au moment de son entrée en vigueur, ne sont pas encore tombées dans le domaine public de leur pays d'origine.

Art. 15.

Il est entendu que les Gouvernements des pays de l'Union se réservent respectivement le droit de prendre séparément, entre eux, des arrangements particuliers, en tant que ces arrangements conféreraient aux auteurs ou

à leurs ayants-cause des droits plus étendus que ceux
accordés par l'Union, ou qu'ils renfermeraient d'autres stipulations non contraires à la présente convention..

Art. 16.

Un office international est institué sous le nom de Bureau
de l'Union internationale pour la protection des œuvres
littéraires et artistiques.

Ce bureau, dont les frais sont supportés par les admi-
nistrations de tous les pays de l'Union, est placé sous la
haute autorité de l'administration supérieure de la Confédération suisse et fonctionne sous sa surveillance. Les
attributions en sont déterminées d'un commun accord
entre les pays de l'Union.

Art. 17.

La présente convention peut être soumise à des revi-
sions en vue d'y introduire les améliorations de nature à
perfectionner le système de l'Union.

Les questions de cette nature, ainsi que celles qui inté-
ressent à d'autres points de vue le développement de
l'Union, seront traitées dans des conférences qui auront
lieu successivement dans les pays de l'Union, entre les
délégués desdits pays.

Il est entendu qu'aucun changement à la présente convention ne sera valable pour l'Union que moyennant l'as-
sentiment unanime des pays qui la composent.

Art. 18.

Les pays qui n'ont point pris part à la présente convention, et qui assurent chez eux la protection légale des
droits faisant l'objet de cette convention, seront admis à
y accéder sur leur demande.

Cette accession sera notifiée par écrit au Gouvernement de la Confédération suisse et par celui-ci à tous les autres.

Elle emportera, de plein droit, adhésion à toutes les clauses et admission à tous les avantages stipulés dans la présente convention.

Art. 19.

Les pays accédant à la présente convention ont aussi le droit d'y accéder en tout temps pour leurs colonies ou possessions étrangères.

Ils peuvent, à cet effet, soit faire une déclaration générale par laquelle toutes les colonies ou possessions sont comprises dans l'accession, soit nommer expressément celles qui y sont comprises, soit se borner à indiquer celles qui en sont exclues.

Art. 20.

La présente convention sera mise à exécution trois mois après l'échange des ratifications et demeurera en vigueur pendant un temps indéterminé, jusqu'à l'expiration d'une année à partir du jour où la dénonciation en aura été faite.

Cette dénonciation sera adressée au Gouvernement chargé de recevoir les accessions. Elle ne produira son effet qu'à l'égard du pays qui l'aura faite, la convention restant exécutoire pour les autres pays de l'Union.

Art. 21.

La présente convention sera ratifiée, et les ratifications en seront échangées à Berne, dans le délai d'un an au plus tard.

ARTICLE ADDITIONNEL

Les plénipotentiaires réunis pour signer la Convention concernant la création d'une Union internationale pour la protection des œuvres littéraires et artistiques sont convenus de l'article additionnel suivant, qui sera ratifié en même temps que l'article auquel il se rapporte :

La convention conclue à la date de ce jour n'affecte en rien le maintien des conventions actuellement existantes entre les pays contractants, en tant que ces conventions confèrent aux auteurs ou à leurs ayants-cause des droits plus étendus que ceux accordés par l'Union, ou qu'elles renferment d'autres stipulations qui ne sont pas contraires à cette convention.

La convention de Berne a été conclue entre l'Allemagne, la Belgique, l'Espagne, la France, la Grande-Bretagne, Haïti, l'Italie et la Suisse. Une adhésion ultérieure y a été donnée par le grand-duché de Luxembourg, la principauté de Monaco et la Tunisie.

L'Union internationale pour la protection des œuvres littéraires et artistiques entretient à Berne un bureau central dont les frais sont supportés, dans des proportions déterminées, par toutes les puissances ayant adhéré à la Convention.

CHAPITRE VI

DES PAYS N'AYANT PAS ADHÉRÉ A LA CONVENTION DE BERNE

L'Autriche-Hongrie n'ayant pas participé à la Convention de Berne, les rapports avec elle en ce qui concerne la propriété littéraire sont réglés par les conventions des 11 décembre 1866 et 18 février 1884.

Il n'y a pas de convention avec le Danemark dont la loi accorde protection aux œuvres de l'esprit, à charge de réciprocité.

Les rapports avec le Portugal sont réglés par la convention du 11 juillet 1866.

Il n'existe aucune convention avec la Russie; les rapports avec elle ont été longtemps réglés par la convention du 6 avril 1861; mais elle a été dénoncée par la Russie elle-même dès 1887.

Enfin la Suède et la Norvège admettent la protection des œuvres de l'esprit, mais à charge de réciprocité par la nation dont fait partie l'auteur.

Les dispositions de toutes ces conventions ne sont, du reste, pas uniformes, les unes protègent les œuvres littéraires à l'exclusion des œuvres artistiques, musicales ou dramatiques et inversement, si bien qu'en définitive le droit international n'est pas plus fixé que le droit national sur la nature et l'étendue du droit des auteurs.

CHAPITRE VII

DES PAYS AVEC LESQUELS IL N'Y A PAS DE CONVENTION

L'absence de conventions avec de grandes nations comme la Russie et les États-Unis d'Amérique, expose les auteurs à se voir constamment dépouillés et les empêche parfois de donner à leurs œuvres tout le développement désirable. Cela se vérifie surtout pour les pièces de théâtre que beaucoup, par un légitime souci de leurs intérêts matériels, hésitent à faire imprimer de façon à en empêcher l'exploitation à l'étranger, au mépris de leurs droits ; nous avons déjà eu l'occasion de dire que le moyen n'était pas d'une efficacité absolue ; quoi qu'il en soit des législations et des conventions qui inspirent des craintes de ce genre à ceux qu'elles sont censées protéger devraient être modifiées sans retard.

Il est évident qu'une modification dans la législation française ne serait pas aussitôt admise par les nations étrangères; ce serait néanmoins un grand progrès, et ce n'est pas parce que nous serions les seuls à l'accomplir qu'il faudrait hésiter et nous arrêter dans la recherche de la vérité.

FIN

Paris. — E. Kapp, imprimeur, 83, rue du Bac.

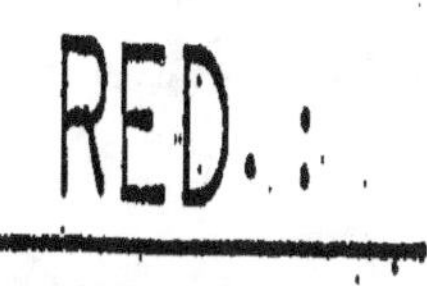

RED.:

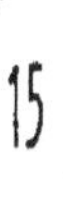

15

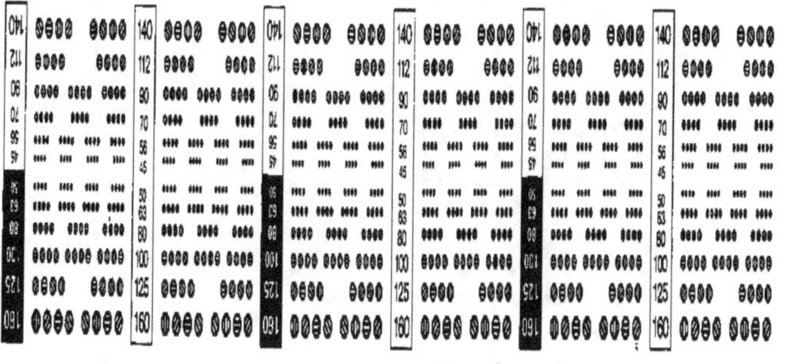

MIRE ISO N° 1
NF Z 43-007
AFNOR
Cedex 7 - 92080 PARIS-LA-DÉFENSE
379.69.70
graphicom

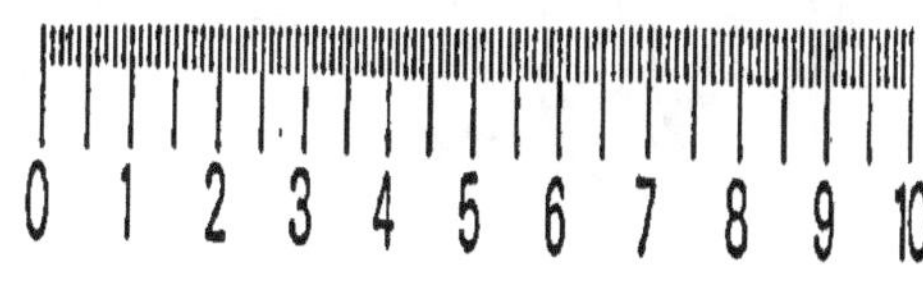

0 1 2 3 4 5 6 7 8 9 10

BIBLIOTHEQUE

NATIONALE

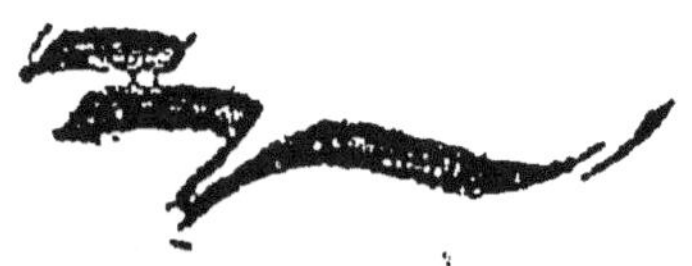

CHATEAU

de

SABLE

1994